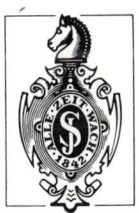

Karl-Heinz Plattig

Spürnasen und Feinschmecker

Die chemischen Sinne des Menschen

Springer-Verlag
Berlin Heidelberg New York
London Paris Tokyo
Hong Kong Barcelona
Budapest

Mit 32 Abbildungen, davon 14 in Farbe

ISBN 3-540-59092-7
Springer-Verlag Berlin Heidelberg New York

Redaktion: Ilse Wittig, Heidelberg
Umschlaggestaltung: Bayerl & Ost, Frankfurt
unter Verwendung einer Illustration von Jerzy Kolacz, The Image Bank
Innengestaltung: Andreas Gösling, Bärbel Wehner, Heidelberg
Herstellung: Andreas Gösling, Heidelberg
Satz: Datenkonvertierung durch Springer-Verlag
Druck: Druckhaus Beltz, Hemsbach
Bindearbeiten: J. Schäffer GmbH & Co. KG, Grünstadt
67/3130 – 5 4 3 2 1 0 – Gedruckt auf säurefreiem Papier

Für Gerda,
Bernhard und
Martha mit Reza und Lea

Inhaltsverzeichnis

VIII

Vorwort

... der Leib besteht nicht nur aus einem Glied,
sondern aus vielen Gliedern.
Wenn das Ohr sagt: ich bin kein Auge,
ich gehöre nicht zum Leib!,
so gehört es doch zum Leib.
Wenn der ganze Leib nur Auge wäre,
wo bliebe dann das Gehör?
Wenn er nur Gehör wäre,
wo bliebe dann der Geruchssinn?
Nun aber hat Gott jedes einzelne Glied so in den
Leib eingefügt,
wie es seiner Absicht entsprach.

1. Kor. 12, 14-18

Die »chemischen« Sinne Geruch und Geschmack
kann man auch »vernachlässigte« Sinne nennen: man
weiß wenig von ihnen und hält sie für ziemlich unwichtig.
Diese Fehleinschätzung korrigieren zu helfen ist das
Hauptanliegen dieses Buches. Es soll sachliche Information in verständlicher Form bieten und mit Hinweisen auf
vertiefende Lektüre Appetit auf weiterführende Beschäf-
tigung mit den Funktionen, vor allem aber auch mit den
kulturgeschichtlichen Auswirkungen der chemischen Sinne Geruch und Geschmack wecken.

Daß dieses Buch zustandekommen konnte, ist in
erster Linie Frau Ilse Wittig, der Leiterin der Sachbuchre-

daktion des Springer Verlags, zu verdanken. Als Sie mich vor ca. 2 Jahren telefonisch fragte, ob ich wohl etwas Allgemeinverständliches über Geruch und Geschmack schreiben könne, glaubte ich zunächst, ihren Vorschlag unbedingt ablehnen zu müssen: Ihm war bei der derzeitigen Überfüllung der deutschen Universitäten und dem dadurch bedingten Übermaß an Belastung nur auf Kosten der Forschung oder der Studierenden oder auch beider nachzukommen!

Daß meine Befürchtungen nicht ganz grundlos waren, hat sich, als ich trotz aller Bedenken doch zugestimmt hatte, im Laufe der Arbeit an diesem Band gezeigt, und es ist eigentlich nur der unerschöpflichen Geduld von Frau Wittig und ihres Redaktionsteams zu verdanken, daß das Werk so weit gedeihen konnte. So mußte sich mancher Mitarbeiter des Springer Verlages mit darum bemühen, meine oft hastigen Formulierungen für die nicht mit der Erforschung der chemischen Sinne vertrauten Leser verständlich zu machen oder klare Abbildungsvorschläge auszuwählen. Dafür bin ich Frau Wittig und ihrem Team ganz besonders dankbar.

Dank gebührt weiter allen, die mir mit Sachinformationen, Sonderdrucken ihrer Arbeiten und vielen Diskussionen behilflich waren, vor allem aber auch meiner Familie und meinen Mitarbeitern in Erlangen. Alle mußten sich nicht selten mit meiner Ungeduld und Kurzangebundenheit herumschlagen, und ich kann nur hoffen, daß sie mir nicht bleibend böse sind und daß ich Ihnen jetzt wenigstens bei der Lektüre des fertigen Bandes ein geduldiger und angenehmerer Zuhörer und Gesprächspartner sein kann.

Karl-Heinz Plattig

X

1 Die fünf Sinne, die man beisammen haben muß, sind in Wirklichkeit sieben oder mehr

Mit ihren Sinnesorganen nehmen Tiere und Menschen Informationen aus ihrer Umwelt auf und orientieren sich in ihr. Biologisch haben Sinnesorgane die Aufgabe der Reiz-Erregungs-Transduktion. Mit speziell an den jeweiligen Sinnesreiz angepaßten Einrichtungen, die wir heute Sensoren (oder auch Rezeptorzellen) nennen, überführen sie den aus der Umwelt oder aus dem Körperinneren einwirkenden Reiz in eine organismuseigene Erregung. Letztere enthält Information über die Quantität des Reizes, die *Reizintensität*, und aus der Art der erregten Zellen erkennt der Organismus, um welche Reizart es sich handelt, also die *Reizqualität*. Diese Qualitätsentscheidung trifft das Gehirn mit seinem Wahrnehmungssystem.

In der Physiologie werden die Begriffe Reiz und Erregung streng voneinander getrennt gebraucht. Eine simple, aber treffende Definition von A. Bethe (1952) sagt: »Reiz ist die Ursache einer Erregung, Erregung die Folge eines Reizes.« Erregung stellt also die durch innere oder äußere Reize bedingte metabolische (Stoffwechsel-) Zustandsänderung einer Zelle oder eines Zellkomplexes dar; sie ist am besten faßbar durch elektrophysiologische Messungen (Aktionspotentiale).

Für die ganz verschiedenartigen Reize in unserer Umwelt muß es auch verschiedene Sensoren geben, und jeder von ihnen muß an eine ganz bestimmte Reizart speziell angepaßt sein. Die für einen Sensor optimal passende Reizart nennt man seinen adäquaten Reiz, und dieser kann »seinen«, den zu ihm optimal passenden Sensor mit der geringstmöglichen Reizintensität zur Erregung bringen. Licht ist für die Sensoren des Auges adäquat, Schall für das Ohr, und chemische Stoffe stellen die adäquaten Reize für Geruch und Geschmack, aber auch für die Schmerzempfindung dar. Sensoren und *Sinneskanäle* können aber auch »inadäquat« zur Erregung gebracht werden. Am bekanntesten sind das »Sternchensehen« nach einem Schlag auf das Auge oder die Hautempfindungen im Bereich des Kleinfingers nach einem Schlag auf den »Musikantenknochen« am Ellbogen. In beiden Fällen haben mechanische Reize die Erregung ausgelöst.

Sensoren und die für die Reizauswertung zuständigen Gebiete im menschlichen oder tierischen Gehirn sind durch Nervenstrukturen miteinander verbunden, die wir in Anlehnung an die Nachrichtentechnik heute Sinneskanäle nennen. Vom damit identischen und früher üblicheren, aber auch heute noch gebrauchten Wort *Sinnesbahn* benutzen wir heute noch den zweiten Teil in Hörbahn, Sehbahn, Riechbahn und Geschmacksbahn.

Aus der Sinneserfahrung wurde der Begriff des Sinnesorgans bzw. der Sinnesmodalität geprägt: *Sinn* oder *Modalität* bezeichnet jeweils eine Gruppe einander ähnlicher Sinneseindrücke, die über einen bestimmten Sinneskanal vermittelt werden, und zwar im Normalfall durch dessen adäquate Anregung. Je nach der auslösenden Reizstärke können die Sinneseindrücke verschieden stark ausgeprägt sein; in ihrer Art ähneln sie einander aber immer.

2

Die Sinnesmodalitäten

Schon die alten Naturphilosophen unterschieden fünf Sinnesmodalitäten: Gesicht, Gehör, Geruch, Geschmack und der bis in das 19. Jahrhundert einheitlich gedachte taktile »Hautsinn«, das »Getast«. Wie Tabelle 1 zeigt, ist der Hautsinn heute aufgeteilt in

■ die Mechanozeption: Aufnahme mechanischer Einflüsse auf die Körperoberfläche, wie Berührung, Druck und Vibration, als Oberflächensensibilität, aber als Tiefensensibilität auch an Sensoren tief im Organismus angreifend,
■ die Thermozeption, den Temperatursinn, und
■ die Nozizeption, den Schmerzsinn,

so daß die klassischen fünf Sinne, die man beisammen haben muß, um als vernünftiger Mensch zu gelten, heute auf die vielleicht noch unvollständige Gesamtzahl acht zu erweitern sind (Tabelle 1).

■ Riechen und Schmecken als chemische Sinne

Geruch und Geschmack gelten als chemische Sinne: Bei der Reiz-Erregungs-Transduktion, also am Anfang einer jeden Geruchs- oder Geschmacksempfindung, steht eine chemische Wechselwirkung von Riech- bzw. Schmeckstoffen mit speziellen Rezeptorproteinen an der Oberfläche der einschlägigen Sensoren.

3

Tabelle 1: Die acht hauptsächlichen Sinne (Sinnesmodalitäten) des Menschen mit ihren Sensoren, den sensorischen Projektionen auf dem Großhirn und den zwischen Sensoren und Projektionen liegenden Sinneskanälen. Oben sind die Bezeichnungen für die Sinnesmodalitäten aufgeführt; der Gleichgewichtssinn gilt manchen Sinnesphysiologen als nicht ganz vollwertiger Sinn, weil er keine

	a	b	c	d
Modalität (Sinneskanal)	Gesicht	Gehör	Gleich-gewicht	Druck Berührung Vibration
Adäquater Reiz	Elektro-magnetische Schwingungen 400-760 nm	Mechanische Schwingungen 20 Hz-18 kHz	Längs- bzw. Drehbe-schleunigung	Verformung der Haut (Eindellung)
Rezeptorzellen: Art	Photo-sensoren	Mechanosensoren		
Ort	Retina (Netzhaut der Augen)	Basilar-membran (CORTisches Organ im Innenohr)	Vestibular-apparat (Bogengänge im Innenohr)	Haut und Schleimhäute, Bindegewebe (auch Gelenk-kapseln)
Namen/ Aussehen	Zapfen Stäbchen	äußere innere Haarzellen	Haarzellen in Macula und Cupula	MEISSNER- PACINI- MERKEL- Körperchen
Anzahl	7 000 000 Z 120 000 000 S	13 500 ä 3 500 i	23 000	500 000
Neurale Afferenzen (Anzahl)	1 000 000	28 500 1 500	10 000	1 000 000
Kanalkapazität (bit/s)	3 000 000	35 000	10 000	100 000
Schwellen-energie (erg)	2×10^{-10}	5×10^{-11}	?	10^{-1}
Projektionen: Primäres Hirnrindenfeld	Okzipitallappen	Temporallappen	?	Scheitellappen
BRODMANN-Areal	17	41	?	1 - 3

unmittelbar bewußtwerdenden Empfindungen liefert, sondern Reflex-Informationen an die Muskulatur übermittelt, nach denen Lage, Haltung und Stellung des Organismus reflektorisch korrigiert werden. Die Zeilen geben Einzelinformationen zu den einzelnen Sinneskanälen.

	e	f	g	h
Modalität (Sinneskanal)	Temperatur	Schmerz (Nozizeption)	Geruch	Geschmack
Adäquater Reiz	Temperatur-abweichung	"Schmerz-stoffe"?	Chemische Substanzen in der Atemluft	gelöst auf der Zunge
Rezeptorzellen: Art	Thermo-sensoren	Chemosensoren		
Ort	Haut und Schleimhäute, Bindegewebe (auch Gelenk-kapseln)		Geruchs-region der Nase	Geschmacks-knospen in G.- papillen
Namen/ Aussehen	freie Nervenenden?	freie Nervenenden?	Riechzellen	Schmeckzellen
Anzahl	200 000	3 000 000	20 000 000	300 000
Neurale Afferenzen (Anzahl)	1 000 000		2 000	2 000
Kanalkapazität (bit/s)	1 000	?	10-100	10
Schwellen-energie (erg)	?	?	?	?
Projektionen: Primäres Hirnrindenfeld	Scheitellappen	Scheitellappen	Frontallappen	Scheitellappen
BRODMANN-Areal	1-3	1-3	?	43

Geruch dient der Fernorientierung, Geschmack ist ein Nahsinn

Die Einteilung der verschiedenen Sinnesmodalitäten in Fern- und Nahsinne geht auf den englischen Physiologen und Nobelpreisträger Sir Charles Scott Sherrington (1857–1952) zurück, der Anfang des 20. Jahrhunderts alle Sensoren in Tele- oder Fernsensoren einerseits und Kontakt- oder Nahsensoren andererseits unterteilt hat (den Begriff *Sensor* kannte man damals noch nicht und sprach natürlich ausschließlich von Rezeptoren). Diese Unterteilung gilt üblicherweise für das ganze Sinnesorgansystem.

Fernsinne mit ihren Fernsensoren wirken über teilweise sehr große Distanzen: Das gilt aber nicht nur für Auge und Ohr, sondern auch für den Geruch. Die Riechzellen in der Nase werden erregt, wenn sie in Kontakt mit Riechstoffmolekülen kommen, die durch die Luft herantransportiert wurden. Riechzellen sind also Kontaktsensoren, doch legen Duftstoffmoleküle oft von der Duftquelle bis zum Empfänger sehr weite Entfernungen zurück: der Geruch dient somit – wie Gesicht und Gehör – auch der Fernorientierung des Lebewesens im Raum. Der Geschmack dagegen ist ein ausgesprochener Nahsinn. Neben dem Fernsinn Geruch und neben den taktilen Mundempfindungen (Nahsinn) ist er in der frühkindlichen oralen Phase besonders wichtig: Der Säugling erkundet seine Welt mit Lippen, Kiefer und Zunge.

Geruch und Geschmack sprechen die Affekte an

Geruchssinn, Geschmackssinn und die drei Hautsinne werden auch als niedere Sinne bezeichnet, im Gegensatz zu den *höheren Sinnen* Gesicht und Gehör. Die *niederen Sinne* sind aber keineswegs geringer zu werten als die höheren. Dieser Klassifizierung liegt vielmehr zugrunde, daß die niederen Sinnesmodalitäten rational weniger scharfe Empfindungen vermitteln, weil sie sich in tieferen Schichten des Gemüts, also mit stärkerer Emotionalität und Affektionalität, auswirken als visuelle oder auditorische Eindrücke. Die Tiefenpsychologie hat dies schon vor Jahrzehnten erkannt. Unbestritten ist heute, wie wichtig für ein Neugeborenes der Körperkontakt mit seiner Mutter oder einer anderen Bezugsperson über die

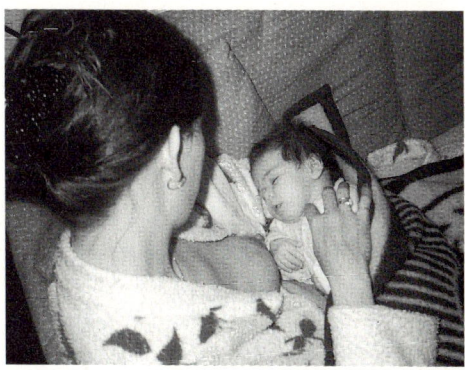

Abb. 1. Stillende Mutter. Wir wissen kaum etwas darüber, was ein Säugling beim Trinken empfindet, doch für neugeborene Kaninchen konnten Hudson und Distel in München seit 1980 nachweisen, daß sie gleich nach der Geburt nur mit Hilfe ihres bereits gut entwickelten Geruchssinns den Weg zur mütterlichen Milch finden. Junge Nagetiere müssen verhungern, wenn ihnen der Geruch fehlt!

Hautsinne ist, genauso wie der Geruch der Mutter oder eben auch der Geschmack zusammen mit dem Geruch der mütterlichen Milch (Abb.1).

Wie sehr diese genannten fünf niederen Sinnesmodalitäten miteinander verquickt sind, zeigt sich auch, wenn es um die Beurteilung von Nahrung geht. Wir empfinden in den Mund gebrachte Nahrung nicht nur hinsichtlich ihres Geschmacks als angenehm oder unangenehm, sondern vor allem auch hinsichtlich ihres Geruchs. Nahrungsmoleküle mit ihren Geruchseigenschaften gelangen nämlich stets vom Schlund aus durch die hinteren Nasenöffnungen auch an die Riechsensoren hoch oben in der Nasenkuppel, so daß wir im Alltag meist die kombinierte Geschmacks- plus Riechempfindung meinen, wenn wir vom Geschmack einer Speise oder eines Getränks, etwa eines guten Weines, sprechen. Allgemein fassen wir diesen Gesamteindruck auch als *Aroma* zusammen.

■ Riechzellen sind empfindlicher als Geschmackszellen

Geruch und Geschmack gelten im Vergleich zu Gehör und Gesicht als nicht so wichtig für die Erhaltung des Lebens eines Individuums und der Art. Die lebensbedrohende Behinderung eines Tauben oder Blinden wird als unmittelbar gefährlich erkannt. Wer dagegen »nur« den Geruchs- oder Geschmackssinn verloren hat, scheint höchstens in den Möglichkeiten beeinträchtigt, Speise und Trank mit vollem Genuß zu verzehren. Beim Menschen mit seinen vielen zivilisatorischen Krücken und Hilfsmitteln scheint das sogar zuzutreffen. Wir sind zum Überleben nicht mehr entscheidend auf diese beiden Sinne angewiesen.

Es gibt aber Tiere, die ohne ihren Geschmackssinn verhungern würden! Jelle Atema (1971) hat das am »catfish«, einer Wallerart (Katzenwels), nachweisen können. Diese Tiere tragen Geschmackssensoren auf ihrer ganzen äußeren Körperoberfläche, sie haben also zwei gustatorische (den Geschmackssinn betreffende) Systeme:

- ein kutanes (Cutis = Haut) außen auf der Haut und
- das bei Wirbeltieren übliche orale in der Mundhöhle (os, oris = Mund).

Beide werden von getrennten Anteilen des Nervensystems versorgt:

- das kutane System vom 7. Hirnnerv (Nervus facialis) und
- der Mund vom 10. Hirnnerv (Nervus vagus),

die man beim Katzenwels operativ unabhängig voneinander ausschalten kann. Ausschaltung des kutanen Systems bewirkt, daß das Tier sein Futter in der wäßrigen Umgebung nicht mehr findet, doch schluckt es Fleischbrocken ohne Probleme, wenn man ihm diese ins Maul legt. Das intakte kutane System ermöglicht sogar eine gewisse Fernorientierung: Die Tiere schwimmen den Geschmacksstoffen nach, die ihnen Sättigung versprechen, und zwar von deren geringerer zur höheren Konzentration (»den Geschmacksstoffgradienten aufwärts«). Nach Ausschaltung des oralen Systems wird das Futter zwar gut gefunden, kann aber ebensowenig geschluckt werden wie das unmittelbar ins Maul gelegte (vgl. Kap. 6).

Bei solchen und ähnlichen Experimenten an Tieren und auch am Menschen fällt auf, daß Riechsensoren nicht allein auf Riechstoffe und Geschmackssensoren nicht nur auf Schmeckstoffe ansprechen: Sie sind *poly-*

modale Sensoren, die – mit unterschiedlichem Schwellen-verhalten – auf unterschiedliche Reize reagieren. Aber da der adäquate Reiz stets mit der geringsten Energie bzw. in der niedrigsten Konzentration wirksam wird, lassen sich Geruch und Geschmack doch säuberlich trennen: Riech-zellen sind etwa um den Faktor 1000 empfindlicher als Geschmackssensoren, sie sprechen also auf 1000fach kleinere Konzentrationen eines Riechstoffes an, unab-hängig davon, ob dieser in Wasser gelöst oder in der Luft verteilt angeboten wird.

2 Von Geruchs- und Geschmackszellen

Geruchs- und Geschmackszellen sind die Sensoren des olfaktorischen und des gustatorischen Systems (Geruch und Geschmack). Sie haben die Aufgabe, Riech- und Schmeckreize (aus der Außenwelt) in Erregungen im Inneren des Organismus umzusetzen. Dazu sind beim Menschen die Riechzellen ausschließlich in der Nasenkuppel, Geschmackszellen aber keineswegs nur im Mund angeordnet; man findet letztere auf Zunge und Gaumen, aber auch im Kehlkopf und in der Speiseröhre.

Nase und Mundhöhle

Der französische Feinschmecker Brillat-Savarin hat schon 1826 in seiner *Physiologie des Geschmacks* postuliert: »Ich bin versucht zu glauben, daß Geruch und Geschmack nur eine einzige Sinnesempfindung bilden, für die der Mund die chemische Werkstatt und die Nase der Kamin ist«. Diese Aussage trifft zu: Wir benutzen zur Beurteilung von Speisen tatsächlich praktisch alle Sinnesmodalitäten, von denen Geruch und Geschmack nur Teile, aber die wichtigsten des ganzen komplexen Oro-nasofazial-Sinns (mit Sensoren in Mund, Nase und Gesichtshaut bzw. Mundschleimhaut) sind. Am allerwichtigsten ist darin der Geruch – entgegen der landläufigen Meinung wird der »Geschmack« einer Speise über das »choanale Riechen« viel stärker von abgegebenen Riechstoffmolekülen als von ihren geschmacklichen Eigenschaften bestimmt! Alle diese sensorischen Beurteilungen sind sinnvollerweise an den Anfang des Verdauungskanals gebunden, also an Mund und Nase im Kopfbereich. Dort wird geprüft, ob es sich lohnt, etwas Wohlschmeckendes hinunterzuschlucken, oder ob es sinnvoller oder sicherer ist, ekelerregend Riechendes oder Übelschmeckendes sofort auszuspucken.

Nasen- und Mundhöhle sind zwei relativ große Hohlräume des Schädels; daneben verfügt die Nase noch über sogenannte *Nebenhöhlen* (Keilbein-, Kiefer- und Stirnhöhle), die aber als Resonanzräume mehr mit der Stimmbildung zu tun haben und vor allem gelegentlich durch Entzündungen unangenehm auffallen.

Die Mundhöhle wird vom fest mit dem Gesichts- und Hirnschädel verankerten Oberkiefer und dem gegenüber dem Gesichtsschädel frei beweglichen Unterkiefer gebildet. Zwischen den beiden Ästen des Unterkiefers bildet der *Mundboden* einen aus quergestreifter Skelettmuskulatur bestehenden Abschluß nach unten. Der Mundboden kann – wie alle Muskeln, die das Skelett und damit den ganzen Körper bewegen – ebenso willkürlich oder auch reflektorisch betätigt werden wie die vier Kaumuskeln jeder Seite, die den Unterkiefer zum Teil unter erheblicher Kraftanspannung dem Oberkiefer annähern bzw. die Zahnreihen der beiden Kiefer aufeinanderpressen können. Zur eigentlichen Mundhöhle wird dieser knöcherne und muskuläre Apparat durch den ebenfalls muskulären und häutigen Überzug der Wangen. In der Mundhöhle liegt als wiederum willkürlich betätigbarer quergestreifter Skelettmuskel die Zunge mit ihrem Überzug aus Schleimhaut und den zahlreichen darauf sitzenden Geschmackspapillen und Geschmacksknospen.

Bevor diese und die Schmeckzellen besprochen werden, noch ein Hinweis auf die Öffnungen der Mundhöhle. Die Mundspalte als vorderer Eingang in den Verdauungskanal wird durch die Lippen begrenzt. Deren Lippenrot entsteht dadurch, daß ihr »geschichtetes Plattenepithel« (so der Fachausdruck für diese Deckzellen) nicht wie die übrige Haut eine Hornschicht trägt: Lippen, Mundhöhle und auch die ganze Speiseröhre hinunter bis zur Kardia, dem Eingang in den Magen, sind von unverhornter Schleimhaut bedeckt (die sich aber bis zum Magen nur durch das Fehlen der Hornschicht von der äußeren Haut unterscheidet).

Die Speiseröhre (Ösophagus) beginnt am hinteren Ausgang der Mundhöhle in den Verdauungskanal. Durch diesen *Schlund* (Rachenenge) wird der Mundinhalt beim Schlucken in den oberhalb der Speiseröhre liegenden Rachen (Pharynx) förmlich hineingespritzt. Dieser wird anatomisch unterteilt in Naso-, Meso- und Hypopharynx. Der mittlere Teil, der Mesopharynx, schließt sich unmittelbar an die Mundhöhle an, und die Speise gelangt normalerweise durch ihn und über den Hypopharynx am Kehlkopf vorbei in die Speiseröhre. Oberhalb des Mesopharynx erstreckt sich der Nasopharynx, und dort besteht über die *Choanen* genannten beiden hinteren Öffnungen der Nasenhöhle eine offene Verbindung zur Nase, über die Speisemoleküle beim Schlucken oder auch schon während des Kauens zu den Riechzellen des *Riechepithels* in der Nasenhöhle gelangen und dort Geruchsempfindungen auslösen (vgl. Kap. 3 und 4). Da sich der Luftweg für die Atmung und der Verdauungsweg für den Mundinhalt hier überschneiden, gibt es Störungsmöglichkeiten, die vom harmlosen, mit kräftigem Husten behebbaren Verschlucken bis zur Lungenentzündung

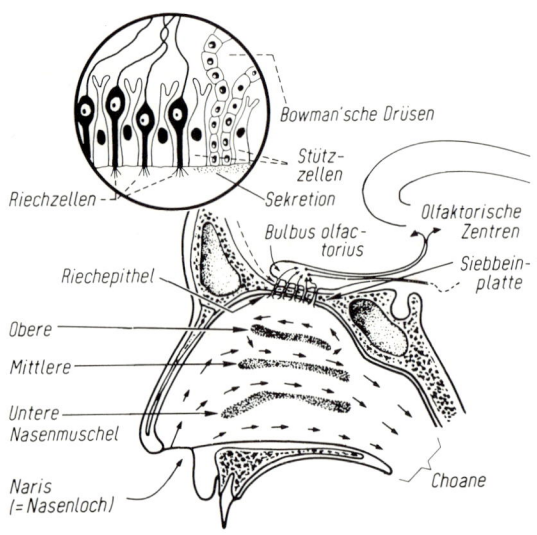

Abb. 2. Medianschnitt durch Nasenhöhle und Munddach. Das Nasenseptum ist entfernt.

oder zum Ersticken durch in die Atemwege eingedrungene Nahrung reichen.

Während die Mundhöhle unpaar, also nur einmal und ungeteilt vorhanden ist, haben wir in den Nasenhöhlen paarige und recht kompliziert gebaute Hohlräume. Sie werden nach unten von der Gaumenplatte des Oberkiefers begrenzt, nach der Mitte vom Nasenseptum, seitlich von den Nasenwänden, aus denen die drei Nasenmuscheln (Conchen) hervorragen. Nasenmuscheln (je eine obere, mittlere und untere) sind Knochen, die von reich mit Gefäßen durchsetzter Nasenschleimhaut überzogen sind (Abb. 2). Die Nasenschleimhaut besteht aus Zellen, die Flimmern oder Zilien genannte bewegliche Fortsätze tragen. Zwischen diesen Zellen liegen andere, die Schleim produzieren.

14

Schleim und Flimmern schützen das darunterliegende Epithel und befördern unerwünscht eingedrungene Fremdkörper, wie Staubkörner oder Bakterien, durch ihren Flimmerschlag nach draußen. Diese Schutzwirkung wird unterstützt durch die Filterfunktion der in den Nasenlöchern (Nares) liegenden Haare (Vibrissen) und durch die reflektorische Anpassung der Drüsensekretion und der Gefäßfüllung beim Vorliegen stärkerer Luftverschmutzung. Jeder kennt die verstopfte Nase, die nicht nur durch einen bakteriellen oder allergischen Schnupfen, sondern bereits durch mechanische Reizung beim Einatmen von Staubpartikeln ausgelöst werden kann und die dann Nasenatmung und Riechfunktion beeinträchtigt.

Damit nämlich eine Riechempfindung zustande kommen kann, müssen die hoch oben in der Nasenkuppel liegenden Riechzellen von den der Einatmungsluft beigemischten Riechstoffmolekülen erreicht werden (vgl. Abb. 2). Normalerweise strömt die Ein- und Ausatmungsluft durch die jeweils unter den drei Nasenmuscheln freigelassenen drei Nasengänge vom vorderen Nasenloch (Naris) zum hinteren (Choane). Die Riechzellen tragen längere Fortsätze, *Riechhärchen, -zilien* oder auch *Geißeln* genannt, als die Zellen der Schleimhäute in den übrigen Atemwegen. Trotz der Bezeichnung »Geißel« ist aber nicht klar, ob sie Eigenbeweglichkeit besitzen. Riechzellen liegen in der auf jeder Seite etwa 2,5 cm^2 großen *Area olfactoria* (Riechregion), größtenteils in der Kuppel der Nasenhöhle (Riechspalte), teilweise aber auch im oberen Teil ihrer mittleren und seitlichen Wandungen. An der Seitenwand überziehen sie dabei zum Teil auch die obere bis hin zur mittleren Muschel.

Die Riechregion wird normalerweise von der Einatmungsluft nicht direkt erreicht, sondern nur dadurch, daß am Hinterrand der oberen Muschel Luft umgelenkt und rückläufig – von hinten nach vorne – in den oberhalb der oberen Muschel gelegenen obersten Nasengang geführt wird. Mehr Luft als bei der normalen Ruheatmung gelangt beim »Schnüffeln« dorthin; darunter versteht man stoßweise beschleunigte Ein- und Ausatemstöße, die wegen der höheren Luftstromgeschwindigkeit zur Wirbelbildung und dadurch zu vermehrter Umlenkung der Luft am Hinterrand der oberen Muschel führen. Während bei normaler Atmung etwa 5 % der Einatmungsluft an das Riechepithel gelangen, steigert Schnüffeln diesen Anteil auf etwa 20 %.

Riech- und Schmeckzellen

Riech- und Schmeckzellen sind als *Sensoren* die Anfangsglieder der *Sinneskanäle* für Geruch und Geschmack mit der Aufgabe der *Reiz-Erregungs-Transduktion*. Das heißt, die Sensoren formen Information über die in der Umgebung des Organismus vorliegenden *Reizeigenschaften*, nämlich der chemischen *Qualitäten* und *Quantitäten* in der Umgebungsluft oder im Mundinhalt, in organismuseigene Erregungen um. Ausdruck der *Erregung* einer Rezeptorzelle (eines Sensors) ist das *Sensorpotential*.

Potential, praktisch gleichbedeutend mit Spannungsdifferenz, bedeutet eigentlich die Fähigkeit, elektrischen Stromfluß zu ermöglichen, sobald entsprechende Stromleiter mit genügend geringem Widerstand verfügbar sind. Sensor- und alle anderen Aktionspotentiale entwickeln sich aus dem Ruhemembranpotential der Zelle, das die Grundvoraussetzung für ihre Erregbarkeit ist. Jede Zelle ist von einer Membran umgeben, die den Intrazellulärraum vom Extrazellulärraum trennt. Diese Zellmembran transportiert mittels einer stark von der Energie- bzw. Sauerstoffzufuhr abhängigen *Natrium-Ka-*

lium-Pumpe Natriumionen von innen nach außen und Kaliumionen von außen nach innen. Die somit aufgebauten »Ionenberge« (viel Kalium innen und viel Natrium außen) haben die Tendenz, sich auszugleichen (durch Diffusion): Natrium ist bestrebt, nach innen zu diffundieren, und Kalium »will« nach außen. Da die Zellmembran aber für Natrium und Kalium ungleichmäßig durchlässig ist, was als »selektiv permeabel« bezeichnet wird, läßt sie in Ruhe nur einige Kaliumionen, aber so gut wie gar keine Natriumionen durchtreten. Und da die ausgewanderten Kaliumionen ihre »anionischen Partner« (große Eiweißmoleküle) im Zellinneren zurücklassen müssen, weil die Membran für sie undurchlässig ist, werden die positiven Ladungsträger *(Kationen)* von den negativen *Anionen* getrennt. An der Grenze, eben an der Zellmembran, entsteht so eine Ladungs- oder Potentialdifferenz, die *Membranpotential* oder – wenn die Zelle »in Ruhe« ist – eben *Ruhemembranpotential* genannt wird: Mißt man mit geeigneten Mikroelektroden – eine muß in die Zelle eingestochen werden, die andere, die »Bezugselektrode«, liegt außen an – die elektrische Spannung über die Membran hinweg, dann findet man den Intrazellulärraum um rund 100 mV negativer als den Extrazellulärraum. Diese Potentialdifferenz von immerhin ca. 1/10 Volt bricht bei Ingangkommen einer Erregung zusammen; es kommt zur De- und Umpolarisation der Membran im *Aktionspotential* und zur Repolarisation danach, wenn das Membranruhepotential und damit die Erregbarkeit wieder hergestellt wird.

Als »Aktionspotential« einer Rezeptorzelle ist deren *Sensorpotential* anzusehen, das auch »Reizfolgepotential« genannt wird: Trifft ein Reiz auf den Sensor, verändert sich dessen Membranruhepotential zum Sensorpotential. Diese Veränderung gibt den Verlauf der Reizintensität annähernd fotografisch getreu wieder (Abb. 3).

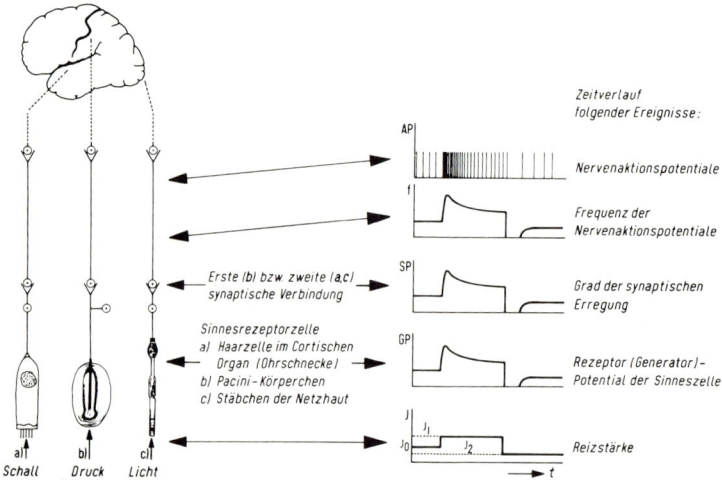

Abb. 3. Reiz und physiologische Reizantworten (= Erregungen) für Schall, Druck (Vibration) und Licht. *Links* (nicht maßstäblich) Schema der drei Sinneskanäle, beginnend mit stilisierten Sensoren (unten). *Rechts* Zeitdiagramm der Vorgänge an den einzelnen Strukturen. *Abszisse:* Zeit (für alle fünf x-Achsen identisch); *Ordinaten* (von unten): I Reizintensität (-stärke; I_0 repräsentiert den normalerweise von 0 verschiedenen Ausgangsreiz. Von I_0 aus führt ein rascher »Reizaufwärtssprung« zur Reizintensität I_1, und in einem »Reizabwärtssprung« wird nach einer gewissen Zeit die Reizintensität I_2 erreicht. Die Zeitverläufe des aus diesem Reiz resultierenden Reizerfolges zeigen die darüberliegenden Zeilen: *GP* für das Sensorpotential, *SP* den Grad der jeweiligen synaptischen Erregung, *f* die aus der darüberstehenden Aufzeichnung der Nervenaktionspotentiale *(NAPs bzw.AP)* jeweils errechnete Frequenz der NAPs. Daß die Kurven *f*, *SP* und *GP* formal identisch aussehen, wird durch Wahl geeigneter Einheiten erreicht. Die anfängliche Aufzipfelung, die »initial overshoot« genannt wird, wie auch die kurze Pause (»silent period«) nach dem Reizabwärtssprung beruhen auf Adaptation, die auch in der Abnahme der AP-Dichte in der Spur AP erkennbar ist.

Das Sensorpotential wird in einem weiteren Prozeß, der Erregungstransformation, in jeweils gleichgroße Nervenaktionspotentiale umgesetzt. Diese können ohne Informationsverlust über weite Entfernungen auf Nervenfasern fortgeleitet werden (vgl. Abb. 3).

Zwei Dinge sind wichtig, die zum Teil später noch näher erläutert werden:

■ Unsere Sinneszellen für Geruch und Geschmack sind – obwohl zum Teil *polymodal*, also auf vielerlei Reize ansprechend – nicht für jede chemische Substanz empfindlich. Manche Stoffe können wir mit unseren Sinnesorganen gar nicht wahrnehmen, z. B. die so oft gefährlichen Gase Kohlenmonoxid (CO) und Kohlendioxid (CO_2).

■ Es bedarf einer bestimmten *überschwelligen Konzentration*, um über Sensoren eine eben merkbare Empfindung auszulösen. Dieses Schwellenverhalten ist eine Eigenschaft aller Sinnesorgane. Erinnert sei nur an den Schwerhörigen, der Geräusche nicht hört, die für einen Normalhörenden deutlich, laut oder sogar sehr laut erscheinen: die Hörschwelle des Schwerhörigen liegt höher als normal.

■ Schmeckzellen und Geschmacksbahn

Schmeckzellen sind relativ einfach gebaut, daher soll mit ihnen begonnen werden. Sie sind bis zu 75 μm hoch bei 5–9 μm Durchmesser und jeweils in Gruppen zwischen 15 und 40 als *Geschmacksknospen* (vgl. Tabelle 1 und Abb. 4) angeordnet. Man kann die Geschmackssensoren mit den Teilen einer Apfelsine vergleichen, und die Geschmacksknospen sind wie kleine Apfelsinen in die Schleimhaut der oberen Verdauungswege eingelagert.

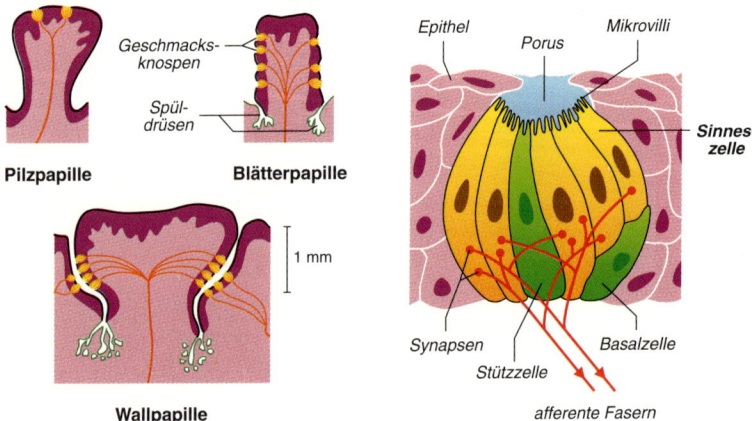

Abb. 4. Geschmackspapillen und -knospen der menschlichen Zunge. Pilz-, Blätter- und Wallpapillen (Papillae fungiformes, foliatae und vallatae *links*) schematisiert mit der Anordnung von Geschmacksknospen darauf. Pilzpapillen tragen in 50 % der Fälle keine, sonst 1–2 Geschmacksknospen. Bau und afferente Innervation einer Geschmacksknospe *(rechts)* mit Sinnes-, Stütz- und Basalzellen. Der (Geschmacks-)Porus, in den die Mikrovilli ragen, ist gegenüber der epithelialen Oberfläche etwas abgesenkt und mit einer winzigen Menge Speichel gefüllt.

Oben laufen die Sensoren in Mikrovilli (von villus = Zottelhaar) aus, die die Zelloberfläche vergrößern und die Geschmacksrezeptoren tragen. An ihrer Basis sind die Geschmackszellen über »Synapsen« genannte Schaltstellen an die Geschmacksnerven angekoppelt. Nur die Mikrovilli der Sensoren stehen über eine Geschmacksporus genannte Öffnung mit der freien Mundhöhle in Verbindung.

Die unten seitlich (basolateral) in den Geschmacksknospen liegenden *Basalzellen* lösten 1965 eine Revolution in den Ansichten über Aufbau und Regenerationsvermögen des Nervensystems aus. Die beiden Amerikaner Beidler und Smallman fanden damals, daß die Geschmackszellen eine ständige »Mauserung«, also eine Erneuerung (Regeneration) ihrer Zellen zeigen! Mittels radioaktiv markierter Nukleinsäuren konnten sie nachweisen, daß die Basalzellen sich teilen. Die eine Tochterzelle bildet eine neue Basalzelle, die unten an der Geschmacksknospe liegen bleibt, während die andere nach dem Zentrum der Knospe zu vorgeschoben wird. Dabei bildet sie sich zur funktionsfähigen Geschmackszelle um. Im Zentrum der Geschmacksknospe sterben die alten Sensoren mit einer Halbwertszeit von ca. 10 Tagen ab; ihre Überreste werden durch den Geschmacksporus aus der Knospe hinaus in den Mundspeichel gedrückt. Die Geschmacksknospe ist also keine statische Struktur, sie unterliegt vielmehr einem dynamischen Fließgleichgewicht zwischen Auf- und Abbau ihrer Elemente. Allerdings macht diese Mauserung der Geschmackssensoren auch eine ständige Erneuerung ihrer (synaptischen) Ankoppelung an die Geschmacksnerven erforderlich, ein Vorgang, dessen Mechanismus bis heute ungeklärt ist.

Geschätzt wird, daß das menschliche Neugeborene mit ca. 10000 Geschmacksknospen auf die Welt kommt. Diese Zahl soll sich bis zum Greisenalter auf ca. 2000 reduzieren. Von diesen zahlreichen Geschmacksknospen liegt mindestens die Hälfte nicht auf der Zunge, sondern in der Schleimhaut der Wangen, des Schlundes und Rachens (Pharynx), des Kehlkopfes (Larynx) und die ganze Speiseröhre (Ösophagus) hinunter bis zum Mageneingang (Kardia). Auf der Zunge befinden sich die Geschmackszellen also eigentlich in der Minderzahl, doch nur dort sind sie in anatomisch wohlgeformten Strukturen, den Geschmackspapillen, angeordnet (Abb. 5). Die Grenze zwischen den vorderen zwei Dritteln und dem hinteren Drittel der Zungenoberfläche wird von einer *Linea terminalis* genannten V-förmigen Struktur gebildet, deren Spitze rachenwärts zeigt. Das V besteht aus den 8–12 sogenannten *Wallpapillen* (Papillae vallatae). Diese

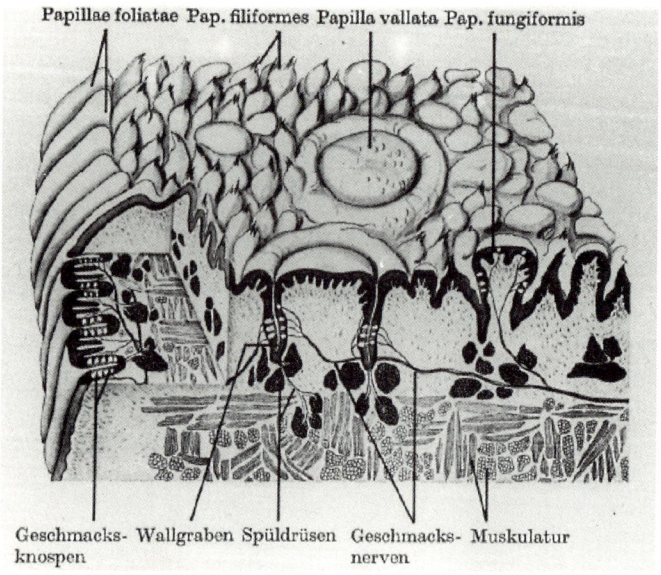

Papillae foliatae Pap. filiformes Papilla vallata Pap. fungiformis

Geschmacks- Wallgraben Spüldrüsen Geschmacks- Muskulatur
knospen   nerven

Abb. 5. Pilz-, Blätter- und Wallpapillen (Papillae fungiformes, foliatae und vallatae) mit Geschmacksknospen der menschlichen Zunge in Oberfläche und Anschnitt. Die *rechts* angeschnittene Papillae fungiformis trägt wesentlich mehr Geschmacksknospen als üblich.

Wallpapillen enthalten von allen Papillen die meisten Geschmacksknospen, nämlich bis zu 80 pro Einzelpapille, ihre Zahl schwankt von Mensch zu Mensch meist zwischen 8 und 12. Den Namen Wallpapillen haben sie daher, daß sie wie eine Ritterburg von Wall und Graben umgeben sind (vgl. Abb. 5); in die Tiefe des Grabens münden die Ausführungsgänge sehr kleiner Speicheldrüsen (von Ebner-Spüldrüsen), deren sehr dünnflüssiger Spülspeichel offensichtlich Speisebestandteile aus dem Graben und von den Geschmacksknospen der Wallpapillen entfernen soll, sobald sie ihre Geschmacksinformation auf die Geschmackssensoren übertragen haben. Vor

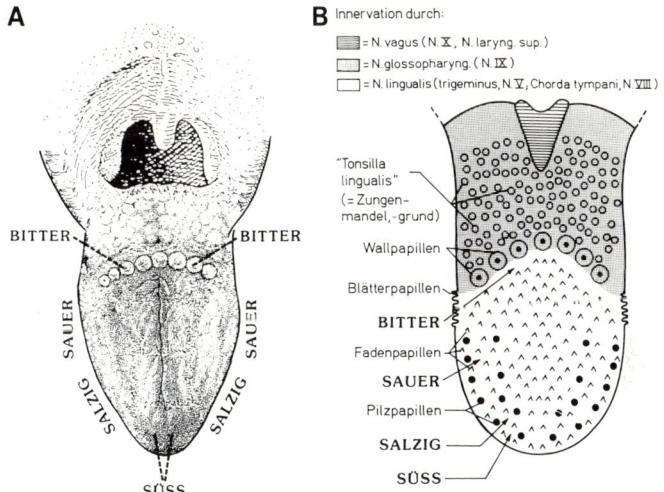

A

BITTER | BITTER

SAUER | SAUER

SALZIG | SALZIG

SÜSS

B Innervation durch:

= N. vagus (N. X , N. laryng. sup.)

= N. glossopharyng. (N. IX)

= N. lingualis (trigeminus, N. V, Chorda tympani, N. VII)

"Tonsilla lingualis" (= Zungen-mandel,-grund)

Wallpapillen

Blätterpapillen

BITTER

Fadenpapillen

SAUER

Pilzpapillen

SALZIG

SÜSS

Abb. 6. Schema von Zunge und Rachenring (**A**) und von Zunge und Zungengrund (**B**) des Menschen. Eingetragen sind beidseits die lokalen Präferenzen für die vier Geschmacksqualitäten, sowie in **B** die Anordnung der Zungenpapillen und die gustatorische Versorgung durch die Hirnnerven Nn. V/VII, IX und X.

den nach der Zungenspitze zu geneigten Schenkeln des V mit den Wallpapillen liegen die *Blätterpapillen* (Papillae foliatae) an den beiden Zungenrändern. Sie bestehen aus jeweils einer Reihe senkrecht gestellter Leisten, vergleichbar den Blättern (Folia) eines Buches.

Die *Pilzpapillen* (Papillae fungiformes) schließlich findet man vorwiegend an den Rändern des vorderen Zungenteils (vgl. Abb. 5 und 6). Während aber Blätter- und Wallpapillen mit jeweils mehreren Geschmacksknospen besetzt sind, findet man nur auf etwa 50 % der Pilzpapillen überhaupt einzelne Geschmacksknospen.

Es gibt noch eine vierte Papillenart auf der Zunge, die *Fadenpapillen* (Papillae filiformes), die vor der Linea terminalis die gesamten vorderen zwei Drittel der Zunge bedecken und auch zwischen den Pilzpapillen liegen. Diese Fadenpapillen haben aber keinerlei geschmacksrezeptive Eigenschaften; während das übrige Mundepithel nicht verhornt (s. oben), sind ihre Spitzen zu Hornzapfen umgewandelt, welche die Zunge rauh machen. Diese Rauhigkeit ist bei Katzen oder bei Kühen sehr viel größer als beim Menschen. Dies spricht dafür, daß diese Fadenpapillen mechanische Eigenschaften beim Erfassen der Nahrung haben, vielleicht sind sie aber auch an der Aufnahme taktiler Empfindungen über die Zunge beteiligt.

Da die Geschmacksknospen über den ganzen Mund-, Rachen-, und Speiseröhrenbereich verstreut sind, müssen die Geschmackserregungen über verschiedene Hirnnerven gesammelt und ins Gehirn weitergeleitet werden. Für die vorderen zwei Drittel der Zunge mit den Pilz- und Blätterpapillen ist zunächst der Zungennerv (N. lingualis) zuständig. Über den Trigeminusnerv (s. Anhang), die an der Innenseite des Trommelfells durch das Mittelohr ziehende Paukensaite (Chorda tympani; diese führt auch noch Fasern zu den Speichel- und Tränendrüsen) und den 7. Hirnnerven (N. facialis) erreichen die von der Zunge kommenden Geschmacksinformationen schließlich das Stammhirn.

Dort, in einem langgestreckten Kern, dem Nucleus tractus solitarii, enden auch die anderen Geschmacksbahnen, einmal die über den 9. Hirnnerven (N. glossopharyngeus) von den Wall- und Blätterpapillen und zum anderen die aus dem 10. Hirnnerven (N. vagus). Dieser sammelt die Geschmacksinformationen vom Zungengrund, vom Kehlkopf und von der Speiseröhre. Vom Nucleus tractus solitarii führt die Geschmacksbahn ins Zwischenhirn zum »Thalamus«. Von dort zieht sie zum Scheitellappen der Großhirnrinde (Abb. 7 und Area 43 in Tabelle 1). Für den Menschen konnte bisher nicht eindeutig geklärt werden, ob die Geschmacksbahn zur gegen-

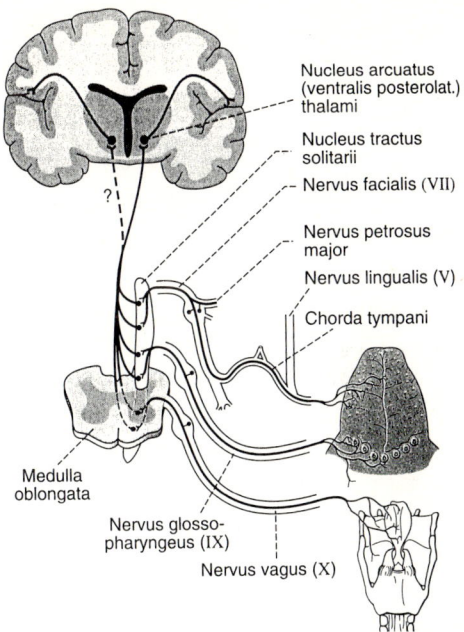

Nucleus arcuatus
(ventralis posterolat.)
thalami

Nucleus tractus
solitarii

Nervus facialis (VII)

Nervus petrosus
major

Nervus lingualis (V)

Chorda tympani

Medulla
oblongata

Nervus glosso-
pharyngeus (IX)

Nervus vagus (X)

Abb. 7. Geschmacksbahnen des Menschen (Einzelheiten s. Text).
Die gestrichelte und mit Fragezeichen versehene Kollaterale zum
kontralateralen Thalamus gilt aufgrund elektrophysiologischer Befunde (noch) beim Menschen als wahrscheinlicher, doch gibt es für
die ipsilaterale Projektion stärkere Argumente aus Tierversuchen.

überliegenden Hirnhälfte kreuzt oder gleichseitig verläuft, da sich invasive Eingriffe am freigelegten menschlichen Gehirn aus ethischen Gründen verbieten. Nichtinvasive Experimente am Menschen sprechen für gekreuzten,
invasive Tierversuche dagegen für einen gleichseitigen
Verlauf.

Riechzellen und Riechbahn

Der anatomische Aufbau des Riechsystems ist teils einfacher, teils komplizierter als beim Geschmack. Elemente der Reiz-Erregungs-Transduktion sind die Riechzellen, die in eingeschränktem Maße eine ähnliche Mauserung zeigen wie die Geschmackszellen. Sie hängen gewissermaßen in der Riechschleimhaut, so daß die aus dem freien Ende der Riechsensoren hervorsprießenden Riechhärchen (lange Zilien) von oben in die Nasenhöhle hineinragen (Abb. 8). Diese Zilien sind mit einem aus zahlreichen eigenen Drüsen (Bowman-Drüsen) in der Riechschleimhaut produzierten Sekret überzogen, das für den Riechvorgang eine ähnliche oder sogar noch weitergehende Funktion hat wie der Spülspeichel der von Ebner-Spüldrüsen bei den Wall- und Blätterpapillen.

Sind die Riechhärchen mit einer hinreichend großen Konzentration eines »zu ihnen passenden« Riechstoffes in Berührung gekommen, bilden sie ein Sensorpotential aus, das bei Überschwelligkeit fortleitungsfähige Aktionspotentiale auf den langen Fortsätzen der Riechzellen, Riechzellaxone oder -neuriten genannt, auszulösen vermag. Diese Aktionspotentiale tragen die Riechinformation zum Gehirn, in dem sie auf bislang unbekannte Weise dessen »Wahrnehmungsfunktion«, einen aktiven Prozeß des zentralen Nervensystems, auslösen. Je 15–50 Riechzellaxone werden zu jeweils einem Riechfaden (Filum olfactorium) gebündelt; insgesamt resultieren so 30–50 Fila olfactoria, die die Information zum Gehirn transportieren. Sie durchbrechen das Dach der Nasenhöhle und bohren sich mit entsprechend vielen stecknadelspitzgroßen Durchbrüchen durch ihre knöcherne Abdeckung, die damit zum *Siebbein* zerlöchert wird. Mit den Fila olfactoria erreichen die Riechzellaxone den *Bulbus olfactorius* (Riechkolben) auf jeder Seite des Endhirns. In diesen

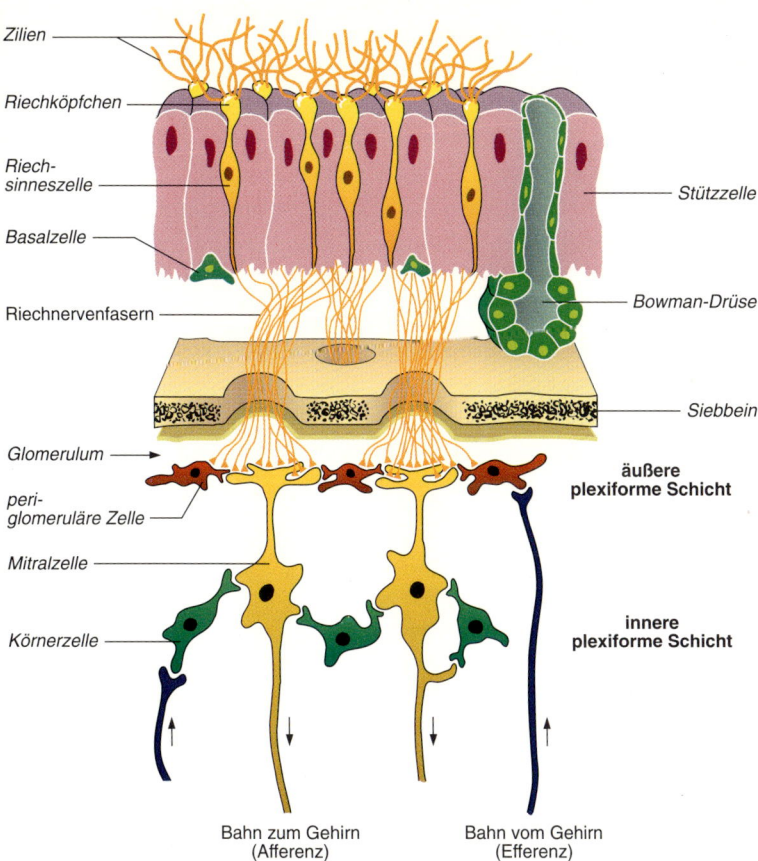

Labels in figure:

Zilien

Riechköpfchen

Riech-
sinneszelle

Basalzelle

Riechnervenfasern

Glomerulum

peri-
glomeruläre Zelle

Mitralzelle

Körnerzelle

Stützzelle

Bowman-Drüse

Siebbein

äußere
plexiforme Schicht

innere
plexiforme Schicht

Bahn zum Gehirn
(Afferenz)

Bahn vom Gehirn
(Efferenz)

Abb. 8. Schema des olfaktorischen Sinnesepithels mit Basal-, Stütz- und Riechsinneszellen. Aus den dendritischen Endknöpfchen *(oben)* der Riechzellen entspringen jeweils etwa 10 lange Zilien. Diese liegen in der von den Bowman-Drüsen produzierten Schleimschicht und tragen die eigentlichen Riechrezeptoren. Aus der Basis jeder Sinneszelle (oberhalb der eingetragenen Basalzelle) entspringt je ein einzelnes Axon, das die Basalmembran des olfaktorischen Epithels durchdringt (letztere nicht dargestellt). Mehrere Axone werden so zu Fila olfactoria gebündelt und ziehen durch das Siebbein zu den Mitralzellen in den Glomerula des Bulbus olfactorius (die Anordnung steht hier gegenüber der menschlichen Nase auf dem Kopf).

Bulbi olfactorii erfolgt eine komplizierte Verschaltung, deren Sinn einerseits in einer Informationssammlung, andererseits in einer weitgehenden Hemmung des Weitertransports der Riechinformation zu sehen ist.

Die Fila olfactoria ziehen zu Fortsätzen der wegen ihrer an eine Bischofsmütze (Mitra) erinnernden Form so genannten *Mitralzellen* in den Bulbi olfactorii, mit denen sie die *Riechknötchen* (Glomerula olfactoria, oft auch als Glomeruli olfactorii, Einzahl Glomerulus olfactorius bezeichnet) bilden. Ein Glomerulum olfactorium erhält die Information von bis zu 1000 Fila olfactoria.

Vom Bulbus olfactorius gelangt die Erregung teils direkt, teils durch den Thalamus im Zwischenhirn zu den Projektionsfeldern auf der Großhirnrinde. Über den Verlauf dieser Bahnen und über die Anordnung der kortikalen Projektionen sind sich die Riechforscher aber noch weitgehend uneins! Die einen bestreiten bis heute eine echte neokortikale Projektion und wollen nur eine auf tieferen Endhirnschichten, dem Rhinenzephalon und dem Limbischen System, gelten lassen. Diese beiden evolutionär alten Hirnregionen werden oft unter dem Oberbegriff Rhinenzephalon (Riechhirn) zusammengefaßt. Vom Limbischen System weiß man, daß es mit Affekten und Emotionen sowie vor allem mit dem Gedächtnis zu tun hat. Sicher ist, daß der zu ihm gehörende Hippokampus an der Überführung von Gedächtnisinhalten aus der sogenannten »Kurzzeitmerkfähigkeit« in das »Langzeitgedächtnis« beteiligt ist, und das gute Erinnerungsvermögen für in der Jugend aufgenommene Riechinformation bis ins hohe Alter macht die Beteiligung des Limbischen Systems an der Verarbeitung von Geruchsinformation plausibel. Sicher ist auch, daß es von jeder olfaktorischen Erregung miterregt wird. Die Anhänger dieser Projektion auf die tieferen Endhirnschichten – meist Anatomen – betonen, daß der Geruchssinn der einzige unseres Sensoriums ohne neokortikale Projektion sei! Demgegenüber legen mehr funktionell orientierte Riechforscher Befunde vor, nach denen Riechfelder an der Basis des Stirnlappens oberhalb der Augenhöhle (in den orbitofrontalen Hirnwindungen, vgl. Tab. 1), vielleicht aber auch in der »Inselrinde« wahrscheinlich sind. Eine endgültige Entscheidung steht noch aus.

3 Spürnasen und Feinschmecker

Daß der Sammelbegriff »Niedere Sinne« für Geruch und Geschmack keine Abwertung bedeutet, wurde schon gesagt. Die Leistungsfähigkeit dieser beiden chemischen Sinne und die Verknüpfung »subjektiver« und »objektiver« Phänomene bei der Sinneswahrnehmung sollen in diesem Kapitel noch weiter erörtert werden.

Geringes Leistungsvermögen wird für Geruch und Geschmack des Menschen gerne behauptet, aber zu Unrecht! Zwar trifft es zu, daß unsere Geruchs- und Geschmacksschwellen höher liegen als die vieler Tiere. Vom Hund, insbesondere wenn er mittels »klassischer« (»Pawlowscher«, s. S. 107 f.) oder »instrumenteller Konditionierung« trainiert wurde, um als Jagd- oder Lawinensuchhund oder im Dienste der Polizei als Drogenspürhund geringste Spuren jeweils *einer bestimmten Substanz* – Blut, Schweiß, Rauschgift, Sprengstoff oder Umweltgifte – zu riechen, wird Erstaunliches berichtet:

Hunde riechen Heroin, das in Traktorenreifen oder in 6fach verschweißter Plastikfolie hinter den Verkleidungen von Autos, Flugzeugen oder Schiffskabinen verborgen ist, oder den Fußschweiß von Menschen, obwohl sie dicke, frischgewaschene Strümpfe und Socken in kräftigen Gummistiefeln

30

tragen! Auch Elefanten, Igel, ebenso Vögel und viele andere Tiere sollen Meisterleistungen im Einsatz ihres Geruchssinns vollbringen; für die Orientierung der Zugvögel wird – neben elektromagnetischen Wellen – ebenfalls über den Einsatz von Riechinformationen spekuliert.

Vom Geschmackssinn ist dagegen weniger Spektakuläres, doch auch Erstaunliches zu berichten: Schlangen verarbeiten Richtungsinformationen, die sie aus den Chemosensoren ganz vorn auf der Spitze ihrer langen Zunge beziehen. Da diese Sensoren ihre Information getrennt zur linken und rechten Hälfte des an sich kleinen und angeblich wenig leistungsfähigen Schlangengehirns schikken, erhalten die Tiere einen Richtungseindruck, den sie für die Nahrungssuche ausnutzen. Emil von Skramlik (1896–1970), der in Freiburg, Jena und Berlin tätig gewesene Altmeister der Physiologie von Geruch und Geschmack, dessen 1926 im Leipziger Georg Thieme Verlag erschienenes *Handbuch der Physiologie der Niederen Sinne* bis heute eine Fundgrube interessantester Informationen zu unserer Thematik bietet, suchte diese Schlangenkunst auch für den Menschen nachzuweisen und ggf. nutzbar zu machen:

Kurz nach dem zweiten Weltkrieg, als die Riech- und Schmeckschwellen infolge des allgemeinen Hungers offenbar niedriger lagen als heute, ließ er Studenten Geschmacksspuren auf Papier verfolgen, mit der Zunge und mit mäßigem Erfolg. Immerhin fanden seine motivierten Probanden den Weg zu einem Honigtropfen, auch wenn die Süßspur dorthin labyrinthartig angelegt war.

Tabelle 2. Ausschnitt aus den etwa 4000–10000 vom Menschen unterscheidbaren Riechstoffen (modifiziert nach Hangartner, Eidgenössische Technische Hochschule Zürich, in enger Anlehnung an Dravnieks, Chicago bzw. Park Forest/Illinois). Die Probanden haben nicht nur die Qualität, sondern auch die Intensität zu beurteilen; letztere wird in 6 Stufen von 0 (unterschwellig, nicht merkbar) bis 5 (überaus stark) angegeben. Es riecht:

duftend	nach Schweiß
nach Mandeln	nach Rauch
krautig, grün	nach Essig
ätherisch, betäubend	nach Blut, nach rohem Fleisch
trocken, pudrig	nach Ammoniak
nach Desinfektionsmittel	Fleischgeruch (gekocht, gut)
aromatisch	nach Krankenbett
modrig, erdig, schimmelig	scharf, beißend
nach Kampfer	leicht
schwer	kühl, kühlend
warm, wärmend	metallisch
nach Parfüm	malzig
nach Zimt	nach Popcorn
nach Weihrauch	nach Zucker-, Honigmelone
nach Teer	nach Eukalyptus
ölig, fettig	nach Benzin
nach gekochtem Gemüse	süß, süßlich
fischig	würzig
nach Farbe	ranzig
nach Pfefferminz	schweflig
fruchtig (Zitrusfrüchte)	fruchtig (Obst)
verdorben, faul	holzig, harzig
nach Moschus	nach Seife
nach geschnittener Zwiebel	nach Tieren
nach Vanille	nach Gülle (Jauche, Odel)
blumenhaft	gärend (heftig schaumig)
nach Käse	nach Honig
nach Anis (Bärendreck)	nach Terpentöl
nach frischem grünen Gemüse	nach Medizin
nach Orange (Frucht)	nach frischer Butter
nach verbranntem Papier	nach Kölnisch Wasser
nach Kümmel	nach Rinde, Birkenrinde
nach Rosen	nach Sellerie

Tabelle 2. Fortsetzung.

nach abgelöschter Kerze	nach nassen Pilzen
nach nasser Wolle, nassem Hund	nach Mottenkugeln
nach Kreide	nach Leder
nach Birne (Frucht)	nach abgestandenem Tabakrauch
nach roher Gurke	nach roher Kartoffel
nach Mäusen	nach schwarzem Pfeffer
nach Bohnen	nach Bananen
nach verbranntem Gummi	nach Geraniumblättern
nach Urin	nach Bier
nach Zedernholz	nach Kokosnuß
nach einem Seil, Tau	nach Samenerguß
nach Putzflüssigkeit	nach Karton
nach Zitrone (Frucht)	nach schmutziger Wäsche
nach geräuchertem Fisch	nach Karamel
nach Sauerkraut	nach geschnittenem Gras
nach Schokolade	nach Javelwasser, Chlor
nach Alkohol	nach Dill
chemisch	nach brennendem Plastik
nach grünem Pfeffer	nach Kochgas im Haushalt
nach Erdnußbutter	nach Veilchen
nach Teeblättern	nach Erdbeeren
schal, abgestanden	nach Kork
nach Lavendel	nach Katzenurin
nach Ananas (Frucht)	nach frischem Tabakrauch
nach Nüssen (Walnüssen etc.)	nach gebratenem Hühnchen
nach nassem Papier	nach Kaffee
nach Pfirsich (Frucht)	nach Lorbeerblättern
nach verbrannter Milch	nach Abwasser
nach Ruß	nach Unkraut
nach Gummi (neu)	nach Bäckerei (frisches Brot)
nach Eichenholz	nach Grapefruit
nach Traubensaft	nach frischen Eiern
bitter	Verwesungsgeruch
nach Waschküche	nach Apfel (Frucht)
nach Suppe	nach Getreide (Korn)
nach Gewürznelken	nach Trauben
nach Heu	nach Autoabgasen
nach Nagellackentferner	nach verfaulten Früchten
nach Kirschen (Beeren)	nach Lack, Anstrich
nach saurer Milch	nach Abfall

Generell aber heißt es, die chemischen Sinne des Menschen seien weit weniger leistungsfähig als die von Tieren. Wenn später von Sensoren mit »Generalisten-« und mit »Spezialisteneigenschaften« die Rede sein wird, dann wird noch klarer, was hier schon festzustellen ist:

Wenn Riech- und Schmeckschwellen besonders niedrig liegen und die betreffenden Lebewesen somit sensorisch besonders leistungsfähig sind, dann erstrecken sich diese Leistungen meist auf nur sehr wenige Stoffe, vielleicht sogar auf nur eine einzige Substanz.

Beim Menschen verblüfft dagegen die unglaublich große Zahl von Stoffen, die er mittels seiner Nase unterscheiden kann. Tabelle 2 stellt einen Ausschnitt aus dem im Institut für Hygiene und Arbeitsphysiologie der Eidgenössischen Technischen Hochschule Zürich benutzten Fragebogen dar, damit »geübte«, d.h. trainierte Riecher (vgl. Kap. 6) prägnante Hygienebeschreibungen bestimmter Arbeitsplatz- und Umweltsituationen geben können.

Vom Reiz zur Empfindung

Wir haben in Kap. 2 die Bausteine unseres Geruchs- und Geschmackssystems kennengelernt: die Riech- und Schmeckzellen und die dazugehörigen Nervenbahnen. Wir wissen, daß chemische Reize auf die Sensoren des Geruchs und Geschmacks zur Erregung der Geruchs- und Geschmacksnerven führen. Im folgenden geht es darum, wie aus diesen Erregungen die Wahrnehmung von Gerüchen und Geschmäckern wird. Was geschieht, damit wir sagen können: »Das ist süß, das ist sauer, das stinkt«? Die

Erforschung des Wegs vom Reiz zur Empfindung ist Aufgabe der *Psychophysiologie* und der *Psychophysik*. Letztere insbesondere setzt die meßbare »objektive« Welt der Reize mit der subjektiven Welt der Wahrnehmung in Beziehung.

Empfindungen gelten seit Wilhelm Wundt (1858) als Elemente der Wahrnehmung, und Wahrnehmungen setzen sich aus Empfindungen zusammen. Hieran ist bereits eines der Hauptprobleme der Wahrnehmungsphysiologie und -psychologie zu erkennen: die Abtrennung der Empfindungen von der Wahrnehmung ist nicht ganz einfach. Ein Beispiel (nach Handwerker 1993, 1995) mag das verdeutlichen:

> Die Empfindung einer blauen Fläche mit weißen Flecken darin kann für unsere visuelle Wahrnehmung bedeuten: a) weiße Wolken am blauen Himmel, b) Schaumkronen auf blauen Wasserwellen, oder c) ein blaues Tuch mit weißem Muster (Bayerische Flagge) und noch anderes.

Der komplexe Bewußtseinsinhalt, den wir Wahrnehmung nennen, hängt also vom Umfeld, von Zusatzinformationen ab.

> » Empfindungen sind nicht etwa die primären Elemente unserer Bewußtseinsinhalte, sondern Abstraktionen, die vor allem in der künstlichen Reizwelt des Laboratoriums vorgenommen werden.« (Handwerker)

In den Laboratorien der Psychophysik werden heute vor allem sensorische Schwellen derartiger Empfindungen untersucht.

■■■ Geruchs- und Geschmacksqualitäten

Auch die Geruchs- und Geschmacksqualitäten sind
Empfindungen. Dabei können verschiedene Primärge-
ruchs- und Primärgeschmacksformen unterschieden werden. Aus Primärgeruch und Primärgeschmack können
wir beim Vorliegen geeigneter Zusatzinformationen
Wahrnehmungen zustandebringen, z.B. daß wir ein
Schnitzel schmecken oder eine Knoblauchsuppe riechen.

■■■ Primärgeschmack

Als Primärgeschmacksformen kennt man seit lan-
gem die vier Qualitäten *süß, sauer, bitter* und *salzig,* die
nicht weiter erläutert zu werden brauchen. Doch sind
schon seit etwa 20 Jahren Geschmacksforscher zu dem
Schluß gekommen, daß der Salzgeschmack vielleicht keine einheitliche Gruppe darstellt, sondern in zwei Unter-
qualitäten aufzuspalten ist. Vor allem in Ost- und Südost-
asien wird außerdem schon lange eine fünfte Geschmacksqualität »umami« postuliert. Mit diesem
japanischen Wort für »köstlich schmeckend« wurde ursprünglich die Fähigkeit geschmacksverstärkenden See-
tangs bezeichnet, die Geschmacksempfindung bei Genuß
von Fleisch, Fleischprodukten oder Bouillon zu betonen.
1909 wurde als stoffliches Substrat Glutamat isoliert,
eine Substanz, die bei uns unter den Markennamen Aro-
mat oder Fondor verkauft wird. Glutamat wird auch im
menschlichen Körper produziert, vor allem von im Gehirn lokalisierten »glutaminergen« Nervenzellen, wo es
der Informationsübertragung dient. Glutamat ist also ein
Neurotransmitter. Wegen dieser Transmittereigenschaf-
ten kann es übrigens zum »China-Restaurant-Syndrom«
mit allgemeinen Erregungszuständen kommen, wenn

Glutamat in allzu großer Dosis genossen wird. Es sind Fälle beschrieben, in denen der Genuß von 15–30 g Glutamat zu Muskelzittern und darüber hinaus zur Bewußtseinstrübung führten (Rudin et al. 1989).

Glutamat hat für Menschen, zumindest für Europäer, keinen sehr ausgeprägten Geschmack, wohl aber – nach elektro- und verhaltensphysiologischen Befunden – einen deutlichen für Tiere, und es verstärkt den Fleischgeschmack für Menschen. Dieser beruht hauptsächlich auf dem Nukleinsäuregehalt fleischhaltiger Nahrungsmittel, die viele Zellkerne enthalten. Nukleinsäuren enthalten wiederum bestimmte Purin- oder Pyrimidinbasen. Glutamat verstärkt deren Geschmack, vor allem zusammen mit Kochsalz (NaCl) zu dem von der Fleischbrühe her bekannten würzigen Eindruck.

Seit einiger Zeit weiß man, daß für die vier klassischen Primärqualitäten des Geschmacks und für Umami unterschiedliche molekulare Mechanismen der Reiz-Erregungs-Transduktion angelegt sind. Deren erster Schritt beruht im wesentlichen auf der unterschiedlichen Bindungsfähigkeit bestimmter rezeptorischer Membranproteine für die entsprechenden Reizstoffe. Die Mechanismen für sauer und salzig sind einfacher als die übrigen. Für bitter und süß sind Signalverstärkungskaskaden nachgewiesen, die eine längerdauernde Vorverarbeitung in den Sensoren bedingen. Dadurch ist das Latenzzeit genannte Intervall (in dem nur scheinbar nichts geschieht) bis zum Anklingen einer Erregung für bitter und süß länger: bis zu 1 Sekunde, während sauer und salzig nach Untersuchungen an Mensch und Tier schon nach ca. 100 Millisekunden anklingen.

Sauer

Voraussetzung dafür, daß ein Stoff sauer schmeckt, ist – wie bei allen Geschmacksstoffen auch – zunächst seine Wasserlöslichkeit. Bei Lösung in Wasser geben alle Säuremoleküle nämlich Protonen (positiv geladene Wasserstoffionen, H^+) ab, und diese Protonen blockieren den K^+-Transport der sauerempfindlichen Geschmackszellen. Durch diese Behinderung des K^+-Ausstroms aus der Zelle vermindert sich ihr Membranpotential, die Zelle depolarisiert, und der Geschmacksnerv wird erregt. Starke Säuren (Salz-, Schwefelsäure usw.) zerfallen in wäßriger Lösung stärker als schwache (z.B. Kohlensäure H_2CO_3) und schmecken deshalb saurer.

Salzig

Nur Kochsalz (NaCl) schmeckt wirklich rein salzig! Alle anderen »Salze« haben in ihrem Geschmack für den Menschen eine oder mehrere Zusatzkomponenten, meist bitter und süß, zuweilen auch sauer. Dieser Effekt ist in geringeren Konzentrationen oft stärker ausgeprägt als in höheren.

Sogar NaCl, der Urtyp des Salzgeschmacks, ist nicht frei von Beigeschmack: Bietet man es in steigender molarer Konzentration (Angaben in Mol pro Liter = mol/l) an, so schmeckt es *süß* im Bereich 0,01–0,03 mol/l, *salzig mit einer süßen Nuance* bei 0,04, *zunehmend salzig mit schwer definierbarem, aber abnehmenden Beigeschmack* bei 0,05–0,1 und *rein salzig* ab 0,15 mol/l.

KCl dagegen verliert seinen Beigeschmack nie; hier gilt: *Süßlich* ab 0,009 mol/l, *zunehmend süß* bis 0,02, wobei leichter Bittergeschmack allmählich hinzutritt, 0,03–0,05 *rein bitter,* ab 0,05 zusätzlich *zunehmend salzig,* und ab 0,2 mol/l kommt noch eine *saure Komponente* hinzu. In hohen Konzentrationen dominiert *salzig* zwar, doch bleiben der zusätzliche Bitter- und Sauergeschmack stets erhalten.

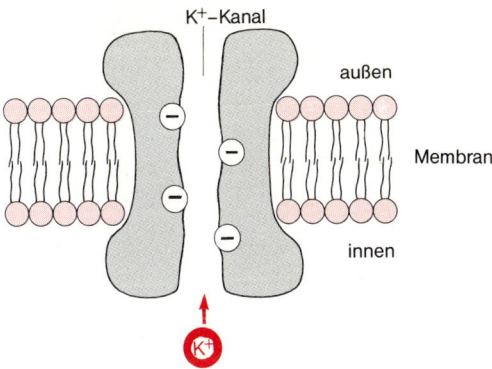

Abb. 9. Schema eines Ionenkanals (für K^+-Ionen), der in die Lipiddoppelschicht der Zellmembran eingelagert ist. Vier negative Ladungen in der Kanalwand können den Durchtritt positiver Ionen steuernd beeinflussen. Für den Na^+-Einstrom gilt Analoges.

Ähnliches gilt für die meisten Kaliumsalze, so daß Medikamente, die solche enthalten, fürchterlich schmecken und »geschmackskorrigiert« werden müssen (was oft nur unvollkommen gelingt).

Wie entsteht nun der Salzgeschmack? Wieder spielt die Wasserlöslichkeit eine Rolle, denn auch die Salze zerfallen in wäßriger Lösung in Ionen. Beim Kochsalz sind dies das positiv geladene Kation Na^+ und das negativ geladene Anion Cl^-. Na^+ spielt bei praktisch allen Erregungsvorgängen eine wichtige Rolle, und es genügt, seine Konzentration in der Umgebung der Mikrovilli salzempfindlicher Sensoren rasch zu erhöhen, um den Na^+-Einstrom in deren Zellinnenraum zu steigern und damit den Sensor zu depolarisieren.

Mit modernen elektrophysiologischen Methoden konnte festgestellt werden, daß Zellmembranen bestimmte Stellen – »Kanäle« – besitzen, die jeweils für bestimmte Ionen durchlässig sind (Abb. 9). Für die Untersuchung einzelner

Ionenkanäle in erregbaren Membranen von Nerven-, Muskel- und Sinneszellen durch spezialisierte Physiologen, ironisch »Kanalarbeiter« genannt, findet eine Methode, die Patch-clamp-Technik, Anwendung, für deren Entwicklung Erwin Neher (Göttingen) und Bert Sakmann (Heidelberg) 1991 mit dem Nobelpreis ausgezeichnet wurden. Mittels dieser und weiterer hochspezialisierter Methoden (aus Proteinchemie, Genetik, Immunologie usw.) konnten in den verschiedenen Zellen bisher mehrere Dutzend unterschiedlicher Na^+-, K^+- und Ca^{++}-Kanäle nachgewiesen werden, die sich durch Transportart und -geschwindigkeit, Proteinaufbau, Rezeptoreigenschaften, vor allem aber in ihrer Blockierbarkeit durch verschiedene Substanzen bzw. Medikamente unterscheiden.

Ob Salze, die nicht Na^+, sondern andere Kationen enthalten, nur über ihre Anionen salzige Geschmacksempfindungen auslösen oder ob es für andere Kationen weitere spezifische Mechanismen gibt, konnte noch nicht geklärt werden; hier versprechen jüngste molekularbiologische Versuche Aufschluß, die Lindemann (Homburg/Saar) und seine Mitarbeiter zusammen mit israelischen Forschern anstellen.

Daß auch Anionen den Salzgeschmack beeinflussen, wird mit zusätzlichen anionischen Transportprozessen durch die Sensormembran erklärt. Da die Membranpermeabilität und damit der transmembranöse Transport unterschiedlich groß sind, können sich auch unterschiedlich große transmembranöse Potentiale ausbilden, die die Erregbarkeit des einzelnen Sensors und – über Zellverbindungen – auch die benachbarter Zellen beeinflussen.

Bitter

Bittergeschmack wird gern als Schutzsignal vor Vergiftungen aufgefaßt (aversionauslösender Effekt der Bitterstoffe), doch fördern Bittersubstanzen auch die Sekretion von Verdauungssäften (»Magenbitter«) und regen den Appetit an. Manche Genußmittel wie Bier (Pils) sind ohne den bitteren Geschmack des Hopfens undenkbar. Schon sehr geringe Mengen eines Bitterstoffes (z.B. nur 5 mg Chininsulfat/l Wasser) können mit spezifischen Rezeptorproteine an den Mikrovillimembranen bitterempfindlicher Sensoren überschwellig reagieren.

Der Bitterstoff wird gebunden und löst eine ganze Kette komplexer chemischer Vorgänge in und unmittelbar unter der Zellmembran aus, die eine Signalverstärkung bewirkt. Zunächst wird der Signalstoff Inositol-Triphosphat IP_3 aus der Membran bzw. aus intrazellulären Speichern in das Zytoplasma freigesetzt, die erhöhte IP_3-Konzentration setzt darauf Kalziumionen (Ca^{++}) aus anderen Speichern frei, und diese wirken auf K^+-Kanäle in der Membran, die dadurch depolarisiert wird.

Bitterschmeckende Stoffe sind in ihrer chemischen Struktur äußerst vielgestaltig und zum Teil sehr kompliziert. Gemeinsam ist ihnen jedoch, daß ihre Moleküle jeweils eine polare und eine hydrophobe Gruppe enthalten. Polare Gruppen geben dem Molekül aufgrund ihrer charakteristischen Elektronenverteilung eine elektrische Polarität mit je einem Plus- und einem Minuspol. Sie haben dadurch ein großes Bindungsvermögen (Affinität) für entgegengesetzt geladene Gruppen anderer Moleküle. Hydrophob nennt man chemische Gruppierungen, die wasserabstoßend wirken.

Süß

Während bittere Substanzen oft giftig und aversiv wirken, vor allem in höherer Konzentration, gilt Süßgeschmack als attraktiv. Er kann tatsächlich in vielen Zukkern besonderen Nährwert signalisieren. Viele weitere Substanzen sind aber trotz Süßgeschmack nicht nur nicht nahrhaft, sondern sogar ausgesprochen giftig! Farben wie Bleiweiß oder Resorcin gehören hierher, aber auch Methyl-, Äthyl-, Isopropyl- oder Methylenchlorid. Auch das früher als Narkosemittel viel verwandte Chloroform schmeckt und riecht süßlich. Man erkannte erst spät, daß es die Leber schwer schädigen kann. Schon diese völlig unvollständige Aufzählung läßt erkennen, daß es Stoffe ganz unterschiedlichen chemischen Aufbaus sind, die süß schmecken.

In dieser großen Variabilität gibt es aber auch für *süß* strukturelle Gemeinsamkeiten, die gern mit dem Schlagwort AH,B-Theorie (nach Shallenberger und Acree) beschrieben werden. AH ist eine Protonen abgebende Gruppierung; im Abstand von 0,3 nm dazu muß sich eine Protonen aufnehmende Gruppe B finden. Bei den üblichen Zuckern, etwa dem Traubenzucker (Glukose), ist sowohl die Protonen abgebende als auch die aufnehmende Gruppierung eine OH-Gruppe. Zusätzliche hydrophobe bzw. unpolare Gruppen können den Süßgeschmack steigern, sind aber für die Qualität süß nicht entscheidend. AH und B müssen von dazu passenden

---

Abb. 10. Geschmacksstoffe, die zu den oben eingetragenen Empfindungen führen, bewirken an den Ionenkanälen bzw. Rezeptorproteinen der Geschmacksmembran unterschiedliche Prozesse. Mit »apikaler Membran« sind die mit gustatorischen Rezeptoren besetzten Abschnitte der Mikrovilli gemeint. Werden dort Geschmacksstoffe gebunden, kommt es zu Reaktionen der Rezeptorproteine: Im Falle von sauer und salzig werden unmittelbar Ionenkanäle eröffnet, während süß und bitter über »G-Proteine« weitere intrazelluläre Mechanismen anstoßen, die insbesondere an der unten und seitlich gelegenen »basolateralen Membran« der Geschmackszelle Ionenpermeabilitäten (für Natrium und Kalzium hauptsächlich) steigern. In allen vier Fällen kommt es letztlich zur Depolarisation der Membran, die die Erregung der Geschmackszelle zum Ausdruck bringt. Damit setzt sie Transmitter an ihrer Basis frei, und diese Überträgersubstanzen bewirken an der afferenten Nervenfaser die Auslösung von Aktionspotentialen.

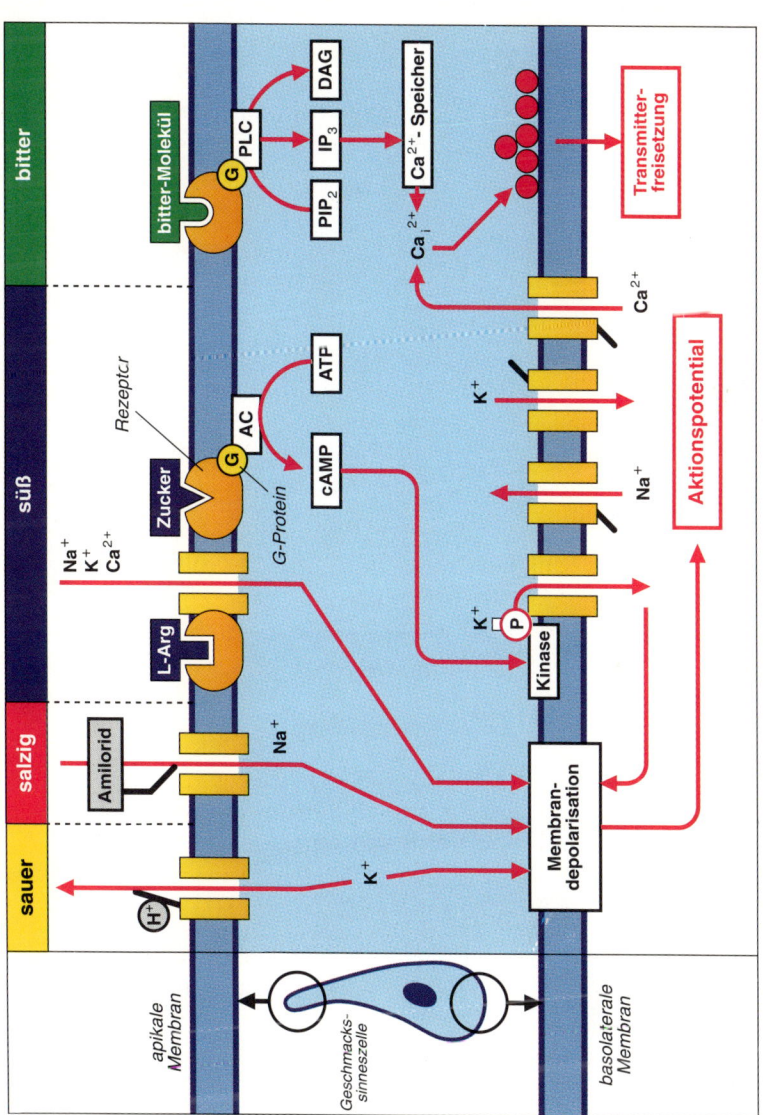

Abb. 10.

43

Eiweißgruppen auf den Sensormembranen gebunden werden.

Der Primärprozeß im Sensor ist etwa dem für bitter vergleichbar (Abb. 10): Die Bindung eines Süßstoffs an Süßrezeptoren setzt »Gustducin« frei, dieses aktiviert das Enzym Adenylatzyklase, welches die Umformung von Adenosinmonophosphat (AMP) zu zyklischem Adenosinmonophosphat (cAMP) katalysiert. Das auch als »second messenger« bezeichnete cAMP schließt bestimmte K^+-Kanäle der Sensormembran und führt so die Depolarisation der Zelle herbei. Gustducin ist ein spezielles Süßprotein, das zu einer Klasse von Proteinen gehört, die der Signalübertragung in der Zelle dienen. Sie werden »G-Proteine« genannt, weil sie Guanosin enthalten, und sind jüngst so wichtig geworden, daß Alfred G. Gilman und Martin Rodbell aus den USA 1994 mit dem Nobelpreis für Physiologie und Medizin »für die Entdeckung der G-Proteine und deren Bedeutung für die Signalübertragung in Zellen« ausgezeichnet wurden.

▦ Primärgeruch

Es gibt Tiere mit hochspezialisierten olfaktorischen Sensoren von höchster Empfindlichkeit für eine einzige Substanz, aber sehr hohen Schwellen für alle anderen, während die Riechzellen anderer Lebewesen mit geringerer Empfindlichkeit auf viele Riechstoffe ansprechen. Bei der ersten Gruppe spricht man von Spezialisten, bei der zweiten von Generalisten (-Zellen bzw. -Sensoren). Über eine ausgeprägte Spezialistenfunktion verfügt z.B. der männliche Seidenspinner (Bombyx mori); wie man verhaltens- und elektrophysiologisch zeigen kann, versetzt ein einziges Molekül des von einem Bombyx-Weibchen als Zeichen seiner Paarungsbereitschaft aus einer Drüse

Tabelle 3. Riechschwellen von Wirbeltieren und Insekten, ausgedrückt als dekadische Logarithmen der Molekülzahlen pro ml.

	Mensch	Hund	Aal	Biene	Bombyx
Trinitrobutyltoluen	7*				
Caproylsäure	11	4		11	
Buttersäure	10	4		11	
α-Ionen	8	4	6	10	
Diacetyl		3*			
Phenylethylalkohol			3*		
Phenylpropylalkohol	10			9*	
Königinsubstanz	∞			8*	
Bombykol	∞				2*männl.
					∞ weibl.
Skatol	9				

*Niedrigster Wert

am Hinterleib abgesonderten Pheromons »Bombykol« ein Männchen in Erregung und veranlaßt es, auf das Weibchen zuzufliegen. Bombyx-Weibchen dagegen sprechen auf eigenes oder fremdes Bombykol überhaupt nicht an; ihre Schwelle dafür ist ebenso unendlich hoch wie die der Männchen für so gut wie alle anderen Riechstoffe (vgl. S. 114 ff., Tabelle 3). Die Bombyx-Männchen sind hochspezialisiert auf nur eine einzige Substanz!

Der Mensch gehört vermutlich zur anderen, der Generalistengruppe, die mit der Nase vielerlei, wenn auch mit geringerer Empfindlichkeit zu unterscheiden vermag. Tabelle 2 (S. 32 f.) gibt einen Überblick, wie viele verschiedene Gerüche und damit Substanzen der einzelne Mensch unterscheiden kann. Man stellt sich aber schon lange vor, daß diese Vielfalt fast zahlloser Einzelgerüche sich aus einer viel kleineren Zahl von »Primärgerüchen« aufbauen muß. Dennoch war es lange umstritten, wie viele primäre Geruchsqualitäten es für den Menschen gibt. Ausgegangen ist man von mehreren 100 bis zu

Tabelle 4. Primärgerüche nach Amoore, ihre charakteristischen Auslöser und ihr Vorkommen im Alltag.

	Primärgeruch	Chemischer Auslöser	Alltagsgeruch
1.	ätherisch	Dichloräthan	Fleckenwasser
2.	kampferartig	Kampfer, 1,8-Cineol	Mottenpulver
3.	moschusartig	Ringketone mit 15–17 C-Atomen (Zibeton)	Angelikawurzelöl
4.	blumig	α-Ionon, β-Phenyläthanol	Rose, Nelke
5.	minzig	L-Menthol	Pfefferminz
6.	stechend	organische Säuren	Essig
7.	faulig	H_2S, Äthylmerkaptan	faule Eier
(8.)[a]	schweißig	Buttersäure, Isovaleriansäure	ranzige Butter Baldrian

[a] Die (eingeklammerte) 8. Qualität ist eigentlich kein Primärgeruch. Sie wird von Amoores ursprünglicher Klassifikation nicht erfaßt, ist aber durch Mischung herstellbar.

10000, und es bedurfte gewisser Kunstgriffe, die Vielzahl von Gerüchen auf eine überschaubare Anzahl von nunmehr 7 sog. Primärgerüchen einzuengen. Amoore (seit 1952; vgl. Amoore 1970) hat angenommen, daß die Molekülsilhouette der Riechstoffe der entscheidende Faktor für deren Geruchsqualität sein müsse und hat auf dieser Grundlage die in Tabelle 4 aufgelisteten Primärgerüche konzipiert. Diese 7 Primärgerüche stellen auch heute noch eine simple Einteilung der Riechstoffe dar, obgleich Amoores Annahmen über die Bedeutung der Molekülsilhouetten nicht bestätigt werden können (vgl. Tab. 2, S. 32 f.).

Die Qualitäten 6. *stechend* und 7. *faulig* sind in ihren Primärmechanismen die einfachsten. Bei ihnen handelt es sich um Ionenbindungen an entsprechend entgegengesetzt geladene Rezeptorpositionen an bestimmten Riechzellen.

Stechend wird durch die Protonen (H$^+$-Ionen) von Säuren vermittelt.

Ein Beispiel bietet der »Geruch« (in Wirklichkeit eine Schmerzvorstufe, s. unten) von Ameisen- oder Essigsäure oder auch das Prickeln, das man in der Nase verspürt, wenn man eine Sekt- oder Mineralwasserflasche öffnet und daran schnuppert: Die aufsteigenden Wasserbläschen reißen CO_2 in Form von H_2CO_3 mit, das die Nervenendigungen des Trigeminusnervs in der Nase reizt. Daß es sich um eine Vorstufe von Schmerz handelt, kann man mit entsprechend dosiert in die Nase geblasenen CO_2-Pulsen feststellen. Als trigeminal vermittelte Empfindung ist stechender »Geruch« eine komplexe Oronaso-fazial-Empfindung (vgl. Kap. 4).

Fauliger Geruch wird von negativ geladenen Gruppen ausgelöst, die entsprechend mit positiven Rezeptoren reagieren. Beispiele hierfür sind Schwefelwasserstoff (H$_2$S) oder Butylmercaptan mit dem typisch fauligen Geruch nach faulen Eiern.

Die Primärmechanismen in den Sensoren des Geruchs ähneln denen beim Bitter- und Süßgeschmack: Die Bindung von Duftmolekülen an Rezeptoren auf den Zilien der Riechzellen erhöht dort die Leitfähigkeit der Membran, indem sie Ionenkanäle eröffnet und so Ionenströme einleitet (Abb. 11). Dadurch entsteht ein Sensorpotential, welches Nervenaktionspotentiale auslöst. Der erste Schritt nach der Duftstoffbindung ist wieder die Aktivierung der Adenylatzyklase und der nächste die Erhöhung der cAMP-Konzentration, die unmittelbar einen (unspezifischen) Kationenkanal öffnet. Ein einziges Riechstoffmolekül kann so 10000 cAMP-Moleküle oder Funktionsgruppen von Proteinen aktivieren, was einen enormen

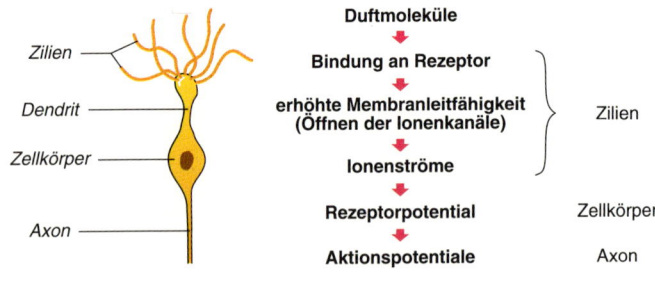

a

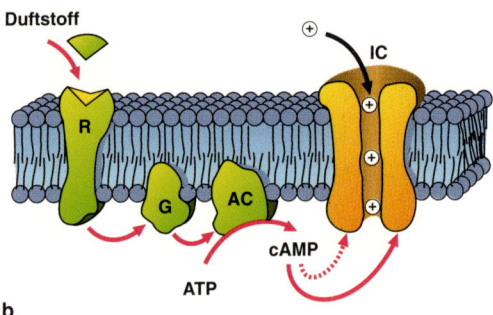

b

Abb. 11a,b. Schema der Transduktion eines Duftreizes in eine elektrische Zellantwort (Reiz-Erregungs-Transduktion eines Riechreizes). **a** Darstellung einer Riechzelle *(links)* und der Schritte von der Bindung des Duftmoleküls an das Rezeptorprotein der Zilien bis zum Auftreten der Aktionspotentiale am Nervenfortsatz (Axon). **b** Intrazelluläre Verstärkung (auch als »Verstärkungskaskade« bezeichnet). Der Duftstoff bindet am Rezeptor *R,* der dadurch über ein G-Protein *G* die Adenylatzyklase *(AC)* aktiviert. Diese erhöht die cAMP-Konzentration der Zelle. *cAMP* kann unmittelbar einen unspezifischen Ionenkanal *(IC)* in der Riechzellmembran öffnen. Strömen durch ihn Kationen mit ihren positiven Ladungen in die Zelle ein, führt dies zur Zelldepolarisation und damit zum Sensorpotential.

Verstärkungseffekt ergibt, der die niederen Schwellen und die hohe Empfindlichkeit des Geruchs verständlich macht.

Wie bereits erwähnt, ist nicht ganz sicher, ob die menschlichen Riechzellen wirklich in diese Gruppe gehören, also Spezialisten sind, oder ob sie nicht vielmehr als sogenannte Generalisten unterschiedliche Spezifität für mehrere Duftstoffe haben. Dafür sprechen experimentelle Befunde, und als Konsequenz müßten an einer menschlichen Riechzelle mehrere verschiedene Rezeptorproteine angelegt sein. Für die »Generalisteneigenschaft« der menschlichen Riech- und Schmeckzellen spricht, daß sie nicht nur auf die verschiedenartigsten Riech- und Schmeckreize, sondern darüber hinaus auch noch auf die anderer Sinnesmodalitäten mit ihren Qualitäten ansprechen. Zum Beispiel kann eine menschliche Riechzelle auch durch mechanische (taktile), thermische oder schmerzhafte Reize erregt werden. Diese Polymodalität gestaltet die Untersuchung generalistischer Riech- und Schmecksysteme schwieriger als die von Insekten mit ihrer Spezialistenfunktion.

Viele Erkenntnisse der Physiologie von Geruch und Geschmack verdanken wir Untersuchungen an Tieren mit Spezialistensensoren, insbesondere an Insekten. Viele Arten haben hochspezialisierte Riech- und Geschmackssensoren, die extrem selektiv nur auf eine ganz bestimmte Substanz ansprechen. Für diese Spezialsubstanz liegt die Schwelle sehr niedrig; für die meisten anderen Substanzen dagegen teilweise unendlich hoch, und die Spezialsubstanzen dienen meist als Pheromone (Sexuallockstoffe oder Sexualattraktantien) der Fortpflanzung und der Erhaltung der Art (vgl. Kap. 6)

Geruchs- und Geschmacksschwellen

Die Schwellen eines Sinnesystems erlauben, seine Leistungsfähigkeit abzuschätzen. Allgemein bezeichnet man als Schwelle die minimale Reizquantität, die gerade noch eine biologische Reizantwort hervorrufen kann (beim Muskel eine Kontraktion, beim Nerven ein Aktionspotential, in sensorischen Systemen Empfindung usw.). Da biologische Systeme in ihrer Reizbeantwortung variabel sind, werden Schwellen im allgemeinen und sensorische wie die des Geschmacks oder Geruchs insbesondere meist statistisch bestimmt. Dazu muß man die betreffenden Sinnesreize mehrfach in zu- und abnehmenden Intensitäten darbieten, und als Maß der sensorischen Schwelle wird dann der Wert der Reizintensität S (S = Stimulus) angenommen, der in 50 % der Fälle zu einer positiven Entscheidung R (R = Reaktion) führt. Verfälschungen der Meßwerte sind u.a. durch »Gewöhnung« (Adaptation und Habituation) oder Erkrankungen des Sinnesystems möglich.

Entdeckungs- und Erkennungsschwelle

Geruch und Geschmack zeigen ein Schwellenphänomen, das in diesem Ausmaß bei den anderen Sinnesorganen nicht beobachtet wird: den sehr deutlichen Unterschied zwischen *Absolut-* und *Erkennungsschwelle*. Die Absolutschwelle, auch Entdeckungs-, Empfindungs-, Wahrnehmungs- oder einfach Reizschwelle genannt, ist dadurch gekennzeichnet, daß durch eine Reizintensität S_0 eine eben merkliche (von Null verschiedene) Empfindung R_0 verursacht wird, ohne daß eine qualitative Erkennung möglich ist. Dagegen löst die Reizintensität S_E eine qualitativ erkennbare Empfindung R_E aus.

Die Absolut- oder Entdeckungsschwelle entspricht derjenigen Reizintensität (Geruchsträger- oder Geschmacksstoffkonzentration), die in 50 % der Reizdarbietungen zu der Empfindung führt: »Ich empfinde (rieche, schmecke) irgendetwas«, ohne daß die Reizqualität erkannt werden kann. Ein Proband würde also z.B. sagen: »Ich rieche etwas, kann aber nicht sagen, was es ist«.

Die Erkennungsschwelle entspricht derjenigen Reizintensität (Geruchsträger- oder Geschmacksstoffkonzentration), die in 50 % der Reizdarbietungen zum Erkennen der Qualität des Reizes führt (»Es riecht, schmeckt nach ...«). Die Erkennungsschwelle liegt meist um den Faktor 2 bis 5 höher als die absolute Schwelle.

Je nach Fragestellung und Meßansatz werden untersucht: Individuelle Schwellen (Entdeckungs- und Erkennungsschwelle) entsprechen derjenigen Geschmacksstoff- bzw. Geruchsträgerkonzentration, die in 50 % der Reizdarbietungen bei ein und demselben Probanden zu einer Geschmacks-/Geruchsentdeckung bzw. -erkennung führt; Kollektiv- oder Gruppenschwellen entsprechen derjenigen Geruchsträger- oder Geschmacksstoffkonzentration, die bei 50 % der Probanden eines Probandenkollektivs zu einer Geschmacks-/Geruchsentdeckung bzw. -erkennung führt. – Nur die Gruppenschwelle ermöglicht Rückschlüsse auf Geruchsempfindungen in der Grundgesamtheit (»Bevölkerung«), sofern die Stichprobe für die Grundgesamtheit repräsentativ ist. Letzteres ist vor allem wichtig, wenn z.B. Aussagen über Umweltbelastungen durch »geruchsintensive Stoffe« interpretiert werden sollen. Dazu gehört »Gestank« u.a. von Fabrik- und Werkstattabgasen (auch aus Schokoladefabriken), aus Bauernhöfen und Abdeckereien, über den sich Nachbarn beschweren.

Ein gewisser Überblick für die verschiedenen Sinnessysteme ist in Tabelle 1 in der Zeile 9 »Schwellenenergie« niedergelegt. Dort fällt allerdings sofort auf, daß man präzise Energieangaben nur für die beiden höheren

Sinne Gesicht und Gehör und für den taktilen Hautsinn findet! Für Geruch und Geschmack bietet Tabelle 1 nur Fragezeichen. Man kann zwar ungefähr sagen, wie viele Riech- oder Schmeckmoleküle notwendig sind, um schließlich zu einer Empfindung oder Wahrnehmung zu gelangen, aber der Energiegehalt dieser Riech- oder Schmeckmoleküle läßt sich mit Sicherheit nicht mit der Einsteinschen Formel zur Umwandlung von Masse in Energie ermitteln. Bei den chemischen Sinnen ist eine Angabe von Reizenergien nicht möglich. In Tabelle 3 (S. 45) sind die Geruchsschwellen verschiedener Lebewesen für verschiedene Riechstoffe als Molekülkonzentration pro Milliliter Luft zusammengestellt.

Beim männlichen Seidenspinner Bombyx reicht die Schwelle für Bombykol, den Sexuallockstoff der Bombyx-Weibchen, bis auf 10^2, also bis auf rund 100 Moleküle pro ml herunter; dagegen hat das Weibchen ebenso wie der Mensch für diese Substanz eine unendlich hohe Schwelle (vgl. Tab. 3). Beim Hund genügen für manche Substanzen (Diacetyl) 10^3 Moleküle, für andere Moleküle wie α-Ionon (blumiger), Butter- oder Capronsäure (schweißiger Geruch) 10^4.

Der Mensch soll am empfindlichsten auf den chemisch-aromatischen Geruch des allerdings leberschädlichen Trinitro-butyl-toluol reagieren, und zwar bereits auf 10^7 Moleküle pro ml, doch ist der Hund mindestens 100000mal empfindlicher.

Auch viele Fische haben ein extrem gutes Riechvermögen: Der Aal reagiert auf 10^3 Phenyläthylalkoholmoleküle, und er soll 1 Fingerhut Rosenduftessenz vermischt mit der 60fachen Wassermenge des Bodensees erkennen. Über ortstypische Duftstoffe der jeweiligen Pflanzenwelt soll dieser exzellente

Geruchssinn auch seine Wanderung fast um den halben Erdball leiten, vom Brutgebiet in der Sargassosee nahe den Bermudas in europäische oder australische Flüsse und zurück.

Schwellen, insbesondere sensorische, sind aber keine Konstanten über längere Zeit oder gar über das ganze Leben. Es gibt sowohl innerhalb kurzer Frist merkbare Änderungen durch Adaptation oder Habituation als auch längerfristige Änderungen, z.B. durch Ermüdung, Sättigung oder Hunger, sowie vor allem auch durch hormonelle Einflüsse. Häufig sind Empfindlichkeitsverluste durch Schwellensteigerungen im Alter (für den Geruch z.B. ab dem 55. Lebensjahr deutlich merkbar).

Qualitätswechsel und Intensitätsbreite

Auf das merkwürdige Phänomen des Qualitätswechsels wurde bereits beim Salzgeschmack hingewiesen: viele Salze lösen unterschiedliche Geschmacksqualitäten aus, je nachdem in welchen Konzentrationen sie angeboten werden. Kochsalz (NaCl) schmeckt z.B. in geringer Konzentration süß, dann erst salzig, Kaliumchlorid (KCl) ist zunächst süß, dann bitter und erst in höherer Konzentration salzig.

Noch stärker ausgeprägt ist dieser Qualitätswechsel bei manchen Riechstoffen: Maltol z. B. riecht zuerst nach Fleischbrühe, in steigender Konzentration nach Fleisch, in noch höherer fruchtig (nach Erdbeere) und erst zum Schluß malzig.

Ein und derselbe Reiz kann also in Abhängigkeit von seiner Konzentration (der Reizintensität) mehr als eine Empfindungsart auslösen. Die Sensoriker, für die dieser Qualitätswechsel natürlich bei der Beurteilung von

Lebens- und Genußmitteln wichtig ist, nennen das Intervall (die in Reizintensitätswerten ausgedrückte Skalenbreite) zwischen Qualitätswechseln (bzw. Qualitätsumschlägen) Intensitätsbreite und nutzen sie zu manchmal überraschenden Geschmacksvariationen.

Adaptation

Das Phänomen der olfaktorischen Adaptation fällt besonders auf. Ist ein Geruch z.B. beim Betreten eines Raumes zunächst sehr stark, so gewöhnt man sich in wenigen Minuten daran: Der Geruchssinn ist nun adaptiert. Adaptation ist die Änderung einer sensorischen Empfindung bei kontinuierlich einwirkender konstanter Reizintensität aufgrund einer Änderung auf der Ebene des Sensors. Bei den verschiedenen Sinnesmodalitäten läuft die Adaptation ganz unterschiedlich schnell ab. Dabei nimmt die Empfindungsstärke meist ab, doch gibt es auch den umgekehrten Fall, etwa bei der sog. Dunkeladaptation:

Kommt man aus einem sehr hellen in einen dunklen Raum, z.B. aus dem hellen Foyer in einen Filmvorführungsraum, sieht man zunächst keine Einzelheiten (außer dem Leinwandbild beim Beispiel Kino). Innerhalb weniger (längstens ca. 45) Minuten ist das Auge an die geringen Reizintensitäten adaptiert, und man erkennt Gesichter der Nachbarn, Details ihrer Kleidung usw. Die Deadaptation (häufig auch als Readaptation bezeichnet), also die Rückkehr zur ursprünglichen Empfindlichkeit, erfolgt meist sehr viel schneller als die Adaptation. So ist man beim Hinaustreten aus dem dunklen Kinosaal höchstens für ganz kurze Zeit geblendet.

Adaptation ist also eine Art Bereichs- oder Emp-
findlichkeitseinstellung der Sensoren, die dadurch verbessert Information unter verschiedenartigen Reizbedingun-
gen übertragen können.

Über den feineren Mechanismus der Adaptation
und sogar über den präzisen Angriffspunkt herrscht Un-
klarheit. Es erscheint jedoch plausibel, daß Umsatz- bzw.
Rückbildungsgeschwindigkeiten der im Primärprozeß
eingesetzten Stoffe (Proteine mit Enzymcharakter) für
Schwellenanhebungen bzw. Empfindlichkeitsminderun-
gen verantwortlich zu machen sind.

Zur Adaptation in den Sensoren kommt noch eine
Adaptation im Gehirn, die auch Habituation genannt
wird. Beim Geruch z.B. weiß man einiges über die »zentrale Adaptation« im Bulbus olfactorius, aber kaum etwas
über die periphere Adaptation in den Sensoren, die wohl
keine große Rolle spielt. Im Bulbus olfactorius führt jede
Mitralzellerregung zu einer Selbsthemmung: Die über die
Fila olfactoria aus den Riechzellen ankommende Erregung wird zunächst über Synapsen auf die Mitralzellen
genannten nächsten Nervenelemente übertragen, die sie
über den Riechstrang (Tractus olfactorius) in Richtung zu
den Riechzentren verläßt. Die Erregung der Mitralzellen
wird aber durch inhibitorische Neurone (sog. Körnerzel-
len und periglomeruläre Zellen) gehemmt, die selbst durch
die Erregung der Mitralzellen aktiviert werden. Dadurch
führt jeder Riechreiz, der zu einer Mitralzellerregung
führt, auch wieder zu einer Hemmung der Mitralzellen
über Körner- oder periglomeruläre Zellen: jeder Riechreiz
führt bald zu einer Aufhebung der von ihm ausgelösten
Empfindung! Dies ist eine wesentliche Komponente der
zentralen Adaptation oder auch Habituation. Völlig unklar ist, warum diese zentrale Adaptation so stark ist und
die Geruchsempfindungen trotz fortdauernder Reizeinwirkung völlig verschwinden läßt.

Es kann nur spekuliert werden, daß dadurch möglicherweise der Eigengeruch oder der »Mief« in einem schlecht gelüfteten Raum erträglich bleiben, unter denen manche Menschen sonst leiden müßten. Jedenfalls hebt die Habituation auch die postulierte Warnfunktion des Geruchs völlig auf. Beim Rotwild scheint die Habituation nach Angaben von Jägern offenbar Probleme aufzuwerfen, die nur durch ein »Scheinäsen« genanntes Verhalten gelöst werden: Wenn ein Tier äsend Kopf und Nase längere Zeit auf den Boden gesenkt hält, dann muß wohl sein Geruchssinn an die eigene Dunstglocke und an den Geruch des Bodens adaptiert oder habituiert sein. Dem entgeht es dadurch, daß es immer wieder in unregelmäßigen, kürzeren Abständen den Kopf hebt. Dies wird einerseits als Orientierungsbemühen, andererseits aber als olfaktorisches Deadaptationsbestreben gedeutet.

In Abb. 12 ist die Habituation dargestellt, und zwar wie die subjektive Empfindungsstärke bei Darbietung zweier Konzentrationen von Schwefelwasserstoff innerhalb weniger Minuten von den Beurteilungsstufen sehr stark bis auf schwach abnimmt. Wird der Versuch nach wenigen Minuten wiederholt, so fällt diese »Readaptation« nach der Deadaptation sehr viel schwächer aus. Adaptation und Deadaptation scheinen wie die Schwellen von Geruchs- und Geschmackssinn trainierbar zu sein. Darüber hinaus gibt es Hinweise, daß Schwellen, Adaptation und Deadaptation durch psychologische und soziale Faktoren, aber auch in Mischungen, beeinflußt werden.

Gesichert scheint der »Arme-Leute-Geruch«, der vor allem in früheren Jahrzehnten zu beobachten war, aber in der Regel nicht von den »adaptierten«

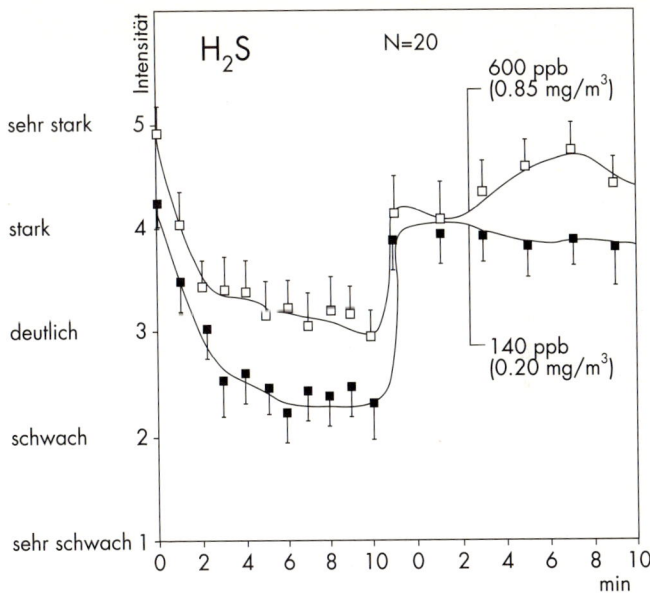

Abb. 12. Wahrnehmungsänderungen bei H_2S Exposition. H_2S wurde 20 normalriechenden Probanden in den Konzentrationen von 0,85 und 0,20 mg/m^3 innerhalb von 10 Minuten ununterbrochen angeboten. Die Kurven veranschaulichen den Abfall der psychophysisch skalierten Empfindungsstärke, deren ursprüngliches Maß nach Expositionsende bereits innerhalb 1–2 Minuten wieder erreicht wird. Die *obere Kurve* verdeutlicht, daß aufgrund dieser Adaptation die Reizkonzentration von 0,85 mg/m^3 nach 5–7 Minuten nur mehr wie eine Konzentration von 0,085 mg/m^3 empfunden wird.

Betroffenen selbst, sondern von Außenstehenden, die ihm nur kurz ausgesetzt sind. Zum Teil mag er seine Ursache in beengten Wohnverhältnissen oder in der Verwendung billiger Waschmittel gehabt haben, zum Teil auch in einer möglichst preisgünstigen Ernährung mit Kohl und Hülsenfrüchten. Falls die Vorurteile »Alle Asylanten, Neger usw. stinken!« wirklich eine reale Grundlage haben, könnten diese ebenfalls die meist schlechteren Lebensbedingungen sein. Auch Angst- oder Unterlegenheitsgefühle können bei diesen oder ähnlichen Geruchssignalen eine Rolle spielen! In »strengen« mündlichen Prüfungen kann ein aufmerksamer Prüfer mit guter Nase zuweilen den »Duft der Ignoranz« feststellen, den ein unsicherer, ängstlicher Kandidat verbreitet. Meist liegt dieser am Angstschweiß, dem in der unschönen Examenssituation möglicherweise bestimmte Peptide mit Schreck- oder Alarmstoffunktion beigemischt sind. Leider sind darüber noch keine weiteren Einzelheiten bekannt (s. a. S. 79 ff.).

Kann man Geruchs- und Geschmackssinn trainieren?

Diese Frage ist besonders wichtig, wenn

- diese Sinne beruflich eingesetzt werden sollen,
- geschädigte sensorische Funktionen wiederherzustellen sind,
- oder ein »Dufttraining« zur Persönlichkeitsbildung z.B. bei Lernbehinderten eingesetzt werden soll.

Über die beiden letztgenannten Punkte und über sonstige medizinische Bemühungen wird später berichtet. Wir wollen uns hier mit den Spürnasen und Feinschmekkern befassen, die ihre Sinne aus Berufsgründen, aber auch zur Erholung schärfen wollen. Dazu gehören Köche und Lebensmittelsensoriker, Parfümeure, Kellermeister, Sherryprüfer, Kaffeprüfer, Tabakmischer, Schinken- und Käseriecher (Abb. 13). Pikanterweise wird gelegentlich

58

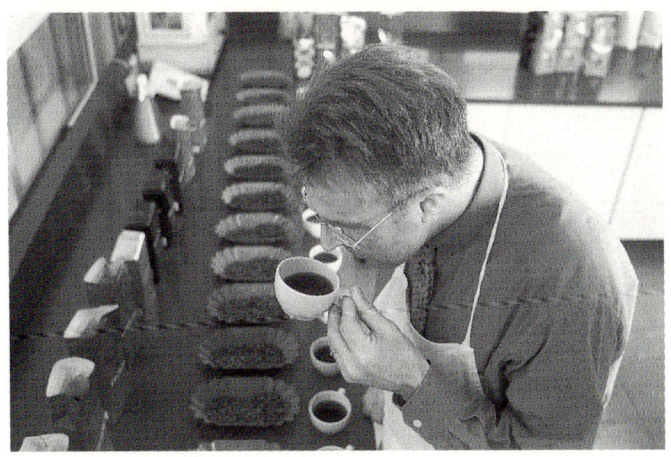

Abb. 13. Kaffeeprüfer bei Eduscho.

auch von Todriechern oder Todschmeckern berichtet, die den Tod eines Kranken schon Tage zuvor riechen können sollen (schmecken bedeutet hier eigentlich »riechen«; diese semantische Gleichsetzung ist besonders im süddeutschen Sprachraum häufig. Wenn der Norddeutsche jemanden »nicht riechen kann«, spricht der Bayer oder Schwabe oft davon, daß er ihn nicht »schmecken« könne). Ebenso gerüchteweise wird von indischen oder äthiopischen »Diebesriechern« erzählt.

Auch von Napoleon heißt es, er habe seine Heimat Korsika am Duft erkannt. Das berühmte Findelkind Kaspar Hauser (1812–1832) soll ein »Riecher« gewesen sein und Friedhöfe und Obstbäume schon von weitem gerochen haben. Jedoch empfand er die Gerüche von Friedhöfen, Alkohol und frischem Fleisch als abscheulich, und Friedhofsduft soll bei ihm Fieber, Frostgefühle und Schweißausbrüche ausgelöst haben!

59

Gut belegt sind ärztliche Diagnosen mit der Nase: Es gibt Aufstellungen über bis zu zwei Dutzend Krankheiten mit speziellen geruchsintensiven Ausdünstungen der Patienten (s. Tabelle 7, S. 140 ff.). In der Lebensmittel- und Parfümindustrie hat die Arbeit der Geruchs- und Geschmacksspezialisten auch handfeste wirtschaftliche Bedeutung. Denn die Produkte dieser Industrien müssen so »komponiert« sein, daß sie dem Verbrauchergeschmack entsprechen.

1967 wurde bei DIN, dem Deutschen Institut für Normung in Berlin, ein eigener Arbeitsausschuß Sensorik gegründet. Sensorik (von lat. sensus = Sinn), die Wissenschaft vom Einsatz menschlicher Sinnesorgane zu Prüf- und Meßzwecken, dient als Lebensmittelsensorik hauptsächlich der Beurteilung und Qualitätssicherung menschlicher Nahrung, vor allem bei deren Herstellung in größerem, industriellem Maßstab. Teilzweige der Sensorik sind die psychophysische Gustometrie und Olfaktometrie. Bei diesen handelt es sich um die kontrollierte Darbietung von Geschmackslösungen bzw. Geruchsträgern und die Erfassung der dadurch beim Menschen hervorgerufenen Sinnesempfindungen (vgl. VDI-Richtlinie 3881 für die Olfaktometrie). Wissenschaftler und Lebensmitteltechnologen der dem Bundesministerium für Ernährung, Landwirtschaft und Forsten zugeordneten Bundesforschungsanstalten, der Deutschen Landwirtschaftsgesellschaft DLG, aus chemischen Untersuchungsämtern, industriellen Produktions- und Forschungsstätten, der Stiftung Warentest und von verschiedenen Universitäten und Hochschulen mit Vertretern von Lebensmittelherstellern haben seither rund 20 einschlägige DIN-Normen erarbeitet. DIN 10 950 unterscheidet bei den Prüfern nach ihrem Kenntnis- und Trainingsstand die Stufen:

- Laie und »unterwiesener« Laie,
- Prüfer,
- Sachverständiger und
- Sensoriker.

Die DLG führt regelmäßig Prüferschulungen durch und vergibt Prüferzertifikate. Bei den Parfümeuren, die natürliche und synthetisch hergestellte Riechstoffe zu phantasievollen Duftkreationen zusammenzustellen haben, ist das Training sicher mindestens ebenso streng, jedoch von Firma zu Firma verschieden. Einzelheiten unterliegen dort aus kommerziellen Gründen sicher auch stärkerer Diskretion.

Die Antwort auf die oben gestellte Frage lautet also:

Ja, die Fähigkeit, stoffliche Merkmale bestimmter Substanzen chemosensorisch zu erfassen und zu beurteilen, ist für Menschen mit normaler Riech- und Schmeckfunktion weitgehend erlernbar.

Über Einzelheiten eines solchen Trainings informieren die erwähnten Einrichtungen mit ihren Normen und Richtlinien.

Die Möglichkeiten, Sinnessysteme zu trainieren, sind aber auch sonst wissenschaftlich vielfältig untersucht. Insbesondere Trygg Engen (1973, 1982) in den USA hat seit den 60er Jahren den Zusammenhang zwischen Übung und Gedächtnis erstmals klar formuliert und die olfaktorische Wahrnehmung und das Langzeitgedächtnis für Riecheindrücke untersucht. Rose Marie Pangborn berichtete 1959, daß ein Sensibilitätstraining die Erkennungsschwellen für die vier Geschmacksqualitäten zum Teil um mehr als eine Zehnerpotenz absenkte. Oft genügen aber schon Hunger und Durst als einfachste Form eines »Konditionstrainings« (dem sich die Berufsriecher und -schmecker ständig unterziehen), um Geruch und Geschmack zu schärfen! Das ist für den alltäglichen Hunger, der als »bester Koch« gilt, sprichwörtlich bekannt. Es wird auch berichtet, daß bei längerem Fasten merkbare Empfindlichkeitssteigerungen für Geruch und Geschmack auftreten, so z.B. bei Angehörigen katholischer Orden und bei Moslems während des Fastenmonats Ramadan.

Olfaktorisch-sensorisches Training spielt eine besondere Rolle, wenn ein gestörtes Riech- oder Schmeckvermögen zu bessern oder zu kompensieren ist (vgl. Kap. 5). Daneben ist ein sensorisches Training auch sinnvoll, wenn es gilt, den Funktionsausfall eines anderen Sinneskanals auszugleichen.

> Die amerikanische Schriftstellerin und Sozialreformerin Helen Keller (1880–1968) war seit ihrem 2. Lebensjahr blind und taubstumm, was sie aber durch besondere Leistungsfähigkeit ihres Zentralnervensystems und durch intensives Training auszugleichen vermochte. Sie soll außerdem einen extrem feinen Geruchs- und Geschmackssinn besessen und Menschen und Städte olfaktorisch erkannt haben.

Ein allgemeines, alle Sinnesmodalitäten schulendes Sensibilitätstraining scheint auch bei vielen Geistigbehinderten wahre Wunder zu wirken. Ein entsprechendes Programm haben die Niederländer Jan Hulsegge und Ad Verheul entwickelt, wohl unter dem Eindruck von Untersuchungen Maria Montessoris (1969). Ihre hauptsächlich den Einsatz olfaktorischen Trainings betreffenden Ergebnisse wurden 1986 in einem Büchlein niedergelegt mit dem Titel *Snoezelen - een andere Wereld (Een praktijboek voor de zwakzinnigenzorg)*.

Snoezelen ist zusammengesetzt aus den holländischen Worten *snuffelen* (schnüffeln) und *doezelen* (dösen), und das Mischwort umreißt die Hauptmethode der Autoren: Ihre Klienten sollen riechen und dabei mehr oder weniger bewußt schnüffeln, und gleichzeitig dürfen sie dösen oder sollen es sogar. Ihre geistige Beweglichkeit soll unter diesem Snoezelen deutlich zugenommen haben! Allerdings muß man zu den unbestreitbar guten Ergebnissen kritisch anmerken, daß unüberprüfbar bleibt, ob die Besserung allein oder zumindest hauptsächlich den olfaktorischen Einflüssen zuzuschreiben ist. Oder beruht sie nicht zum großen Teil darauf, daß überhaupt etwas mit diesen Kindern oder Erwachsenen getan wurde und daß jemand sich intensiv um sie kümmerte? Dies wäre ein »unspezifischer Zuwendungs- oder Plazeboeffekt«, wie er bei der Aromatherapie (vgl. Kap. 6) sicher im Spiele ist. Diese Frage wäre also noch sauber mit exakten wissenschaftlichen Methoden zu klären, aber den Geruchsphysiologen oder -psychologen freut diese und jede sinnvolle Nutzanwendung der chemischen Sinne.

4 Wohlgeruch und Wohlgeschmack

In den bisherigen Kapiteln ging es darum, wie Geruchs- und Geschmacksreize zu Erregungen führen und wie diese im Nervensystem weitergeleitet werden. Im Gehirn erfolgt nun eine Zuordnung – wir erkennen den Geruch oder Geschmack – und eine Bewertung – es riecht und schmeckt angenehm oder unangenehm. Darüber, wie es zur Bewertung kommt, gibt es einige Hypothesen: R. L. Solomon hat in den 80er Jahren zur Erklärung von Triebverhalten und erlernter Motivation eine »Gegensatzprozeßtheorie« vorgeschlagen. Diese nimmt drei Prozesse an, die irgendwo im Gehirn ablaufen:

- Der Prozeß A wird von den Sinnesorganen her aktiviert und gibt zwei Informationen weiter. Eine geht an einen Summator, die andere aktiviert einen Gegensatzprozeß B.
- Der Prozeß B dreht die von A vermittelte hedonische (Lust-/Unlust-) Qualität sozusagen um: aus angenehm wird unangenehm, aus Wohlgeruch Gestank und aus Wohlgeschmack übler Geschmack, aber natürlich nur in den Informationskorrelaten bestimmter elektrophysiologischer Erregungsprozesse, die noch nicht die Wahrnehmung bedeuten.

Erst wenn die zu A gegensätzlichen Affekte, Gefühle oder Stimmungen dem Summationsglied zugeführt und dort zur Information aus A addiert werden, kommt es zur Bewertung und damit zur Wahrnehmung, ob etwas weniger oder stärker angenehm oder unangenehm empfunden wird.

Diese Annahmen sind vorläufig jedoch rein spekulativ, ohne daß bisher im Gehirn Nervenzellen mit den postulierten Funktionen auffindbar wären. Etwas mehr ist bekannt über die Beteiligung des sogenannten Limbischen Systems an diesen Vorgängen. Das Limbische System (Limbus = Rand) ist der evolutionär älteste Teil des Endhirns (Telenzephalon). Es ist für das Gedächtnis wichtig und reguliert Affekt- und Triebverhalten. Damit scheint es auch zu bewirken, daß man lernen kann, etwas als wohl- oder schlechtschmeckend zu empfinden.

Auch beim Schmerz gibt es einen vergleichbaren Lernvorgang: Von Naturvölkern wird berichtet, daß je nach Beeinflussung in der Jugend rituell zugefügte Schmerzen besser ertragen werden.

Wichtig ist jedenfalls die funktionelle Kooperation fast aller Sinnesmodalitäten (s. S. 3 ff., 11 f., 66 ff., 82 ff.), um einen umfassenden Geschmacks- oder Geruchseindruck, oder noch besser den eines ausgezeichneten Aromas zu erhalten. Dabei wird die enge anatomische und funktionelle Verbindung von Geruch und Geschmack im Alltag nicht immer deutlich erkannt. Das choanale Riechen ist aber eigentlich die wichtigste Quelle des guten oder schlechten Geschmacks der Speisen in der Mundhöhle. Allerdings fällt das meist erst auf, wenn der Geruch isoliert gestört ist: Die Betroffenen kommen fast stets mit der Klage zum Arzt: »Ich kann nichts mehr schmecken«.

Wohlgeruch wird auch unter der Devise »Sell with smell« zur Verkaufsförderung eingesetzt:

- Gebrauchtwagen werden mittels geeigneter Sprays zumindest geruchlich »neu« gemacht.
- Zeitschriftenanzeigen für neue Parfüms sind mit Riechproben imprägniert, deren Geruch durch Reiben mit dem Finger freigesetzt werden kann.

Nicht durchgesetzt haben sich die ähnlich funktionierenden Riechbücher, deren Bilder mit den passenden Geruchsstoffen imprägniert wurden. Auch Riechkinos, in denen das Geschehen auf der Leinwand durch entsprechende Gerüche untermalt wurde, sind ein Versuch geblieben.

Was gut schmecken soll, muß in erster Linie gut riechen

»Guter« Geruch und Geschmack ist ein sehr relativer Begriff: »Was dem eenen sin Uhl, ist dem andern sin Nachtigall« gilt besonders auch hier: »Stinkender Käse« oder Knoblauch können bei dem einen höchstes Entzükken, bei einem anderem aber ungute Gefühle bis zur Übelkeit auslösen. Was im einzelnen empfunden wird, hängt von genetischen und vor allem erlernten Mechanismen ab. In erster Linie wirken Geruch und Geschmack nicht nur miteinander, sondern vor allem auch noch mit den über den Trigeminusnerv vermittelten taktilen *und* chemosensorischen Empfindungen in der Nasen- und Mundschleimhaut zusammen. Die Physiologie spricht vom kombinierten Orofazialsinn oder sogar Oro-nasofazial-Sinn (Orofazial = aus der Mund-Gesicht-Region) und meint damit sämtliche Empfindungen, die von den

Anfängen des Verdauungskanals und der Atemwege über die Hirnnerven I (N. olfactorius), V (N. trigeminus), VII (N. facialis), IX (N. glossopharyngeus) und X (N. vagus) vermittelt werden. Das sind im Schema der Tabelle 1 neben den Sinneskanälen g (Geruch) und h (Geschmack) vor allem auch die Sinneskanäle d (Mechanozeption von Haut und Schleimhäuten für Druck, Berührung, Vibration), e (Temperatursinn) und überraschenderweise auch f (Schmerz). Aber auch die Sinneskanäle a (Gesicht) und b (Gehör) sind für den Wohlgeschmack wichtig.

Bei einer Weinprobe wird auch dem Nichtsensoriker die Bedeutung aller Sinne für die Beurteilung klargemacht: Er wird angehalten, zunächst das Aussehen visuell zu prüfen (Farbe, Klarheit). Dabei kann das Ohr mitbeteiligt sein, falls es sich etwa um Schaumwein handelt, dessen »Prickeln« man knistern hört. Das Gehör spielt aber beim Wohlgeschmack vor allem dann eine Rolle, wenn es sich um knusprige oder knackige Lebensmittel handelt (Äpfel, Haferflocken, Knäckebrot; das Fehlen der hier typischen Geräusche signalisiert labbrige Konsistenz und höheres Alter). Danach erst tritt der eigentliche Oralsinn in Tätigkeit: Zunge und Gaumen prüfen den Geschmack. Dazu wird der Mundinhalt zwischen Zunge, Gaumen und Wangen hin und herbewegt, wobei es durch die Bewegung, aber vor allem auch durch die zunehmende Erwärmung zu stärkerer Abdampfung flüchtiger Moleküle kommt, die choanal gerochen werden und so die *Aroma* genannte Mischsensation aus Geschmack und Geruch auslösen. Gleichzeitig prüfen die taktilen Sensoren der Mundhöhle die sogenannten haptischen Qualitäten, über den Temperatursinn die Temperatur und – über den Schmerzsinn – die Frage, ob stechende bzw. leicht schmerzhafte Sensationen vorliegen.

Riechempfindungen sind die Grundlage der Aroma genannten Sammelempfindung. Erst mit Hilfe des Ge-

Tabelle 5. Begriffe zur Beurteilung von Weinen. (Aus Flitsch 1994)

Aussehen

Farbe, Tönung: Satt, reif, tief. Blaß, leicht, durchsichtig.
Für Rotwein: Braun. Rot, rubin, purpur. Warm.
Klarheit: Hell, klar, blank. Wolkig, trüb, stumpf.
Bodensatz: Kristallin oder amorph.
Sonstiges: Sauber – unsauber. Dick, ölig.

Geschmack

Säure: Sauer, bissig, scharf, kernig, spitz. Säurebetont, herzhaft, lebendig, frisch, rassig, streng, spritzig. Anregende oder angenehme Säure.
Grasig, grün. Milchsäureton.
Süße: Süß, lieblich, mild, süffig. Trocken. Halbtrocken. Ausgewogen(es Verhältnis von Zucker und Säure), Spiel.
Körper: Leicht, dünn, fade, flach, klein, leer. Körperreich, voll, vollmundig, extraktreich, füllig, mächtig, markig, kräftig, hat Rückgrat, schwer, würzig, tief. Seidig. Zart. Erdig. Schmalzig.
Frucht: Fruchtig (oft junge Weine). Weinig.
Abgang: Kurz. Lang, nachklingend, mit Rückhalt, gute Struktur mit erheblicher Länge, anhaltend, nachhaltig. Feiner Nachgeschmack. Schwach, fehlt.
Tannin (bei Rotwein): Herb, ausgeprägt. Mild, samtig, weich. Hart, kräftiges Tannin. Abgebaut. Adstringierend.
Sonstiges: Alkoholreich, feurig, belebend, brandig. Herb. Sortentypisch, rieslingähnlich. Spezieller Geschmack wie pfeffrig, erdig, Rauchton, Vanillegeschmack, Bittermandel, Brombeer, Johannisbeer, nußartig, pfirsichartig und andere. Herbe Frische. Reiche Geschmacksfülle, vollmundig. Korkgeschmack. Mäuseln. Rahm. Schimmelig. Faulton. Mollig.

Geruch

Zustand: Reif, unreif, jung. Flach. Stichig, Essigstich. Oxidiert. Hefegeruch. Böckser.
Frucht: Fruchtig, blumig, duftig. Weinig. Kräftig. Typisch. Stahlig. Geranienton.
Sonstiges: Elegant, gefällig, angenehm, überströmendes feines Bukett. Kräftig, bukettreich. Typisch: Muskatbukett und andere. Aufdringlich, parfümiert. Neutral. Faßgeruch. Rahm. Mäuseln. Korkfehler.

ruchssinns gelingt eine eindeutige Wahrnehmung und Charakterisierung des Mundinhalts.

Bei der sensorischen Prüfung von Speisen müssen weitestgehend alle Sinnesorgane zusammenwirken, um eine umfassende Wahrnehmung zu ermöglichen! Für die olfaktorischen und gustatorischen Eindrücke unterscheidet man den Anfangsgeruch, der nur kurz anhält, vom Hauptgeruch und Nachgeruch bzw. -geschmack. Die flüchtigen Stoffe, die aus Speisen oft erst beim Kauen oder durch die Wärme der Mundhöhle freigesetzt werden, heißen auch Kopfnote – eine Bezeichnung, die von Weinprüfern und Parfümeuren benutzt wird (statt Anfangs-, Haupt- und Nachgeruch sprechen Parfümeure von Kopfnote, Mittelnote = Körper oder Form und schließlich von Ausklang).

Beim Geschmack gelten ganz ähnliche Begriffe, die außerordentlich vielseitig anmuten, wenn man bedenkt, daß er nur über vier Primärqualitäten verfügt (vgl. Tabelle 5). Zu beachten ist allerdings von der Sprache her die Verknüpfung der Geschmackseindrücke mit vielfältigen anderen Sinnesmodalitäten, vor allem des Gesichts. So wie man von Geschmacksblindheit spricht, wenn Störungen vorliegen, wird z.B. von grasigem oder grünem Geschmack gesprochen. Tabelle 5 gibt eine Vorstellung, welche Begriffe speziell für Weinsensoriker empfohlen werden.

Über die Grundlagen kann sich auch jeder Nichtsensoriker bei kommerziellen Wein- oder Käseproben informieren.

Was unterscheidet Duft von Gestank?

Ob wir einen Geruch als angenehm oder unangenehm empfinden, ist abhängig von der Art des Geruchs-
stoffes oder von der Geruchsstoffmischung, von der Ge-
ruchsstoffkonzentration und somit auch von der empfun-
denen Geruchsintensität und außerdem vom individuellen
Erfahrungshintergrund des Riechers.

Viele Menschen verbinden etwa mit dem Erschei-
nungsbild der geliebten Oma oder auch eines bösen Onkels ganz bestimmte Geruchseindrücke, und die Einstel-
lung der geliebten oder gehaßten Person gegenüber wird
auf den Geruchseindruck übertragen. Herrschte z.B. im
großelterlichen Haus ein bestimmter, oft berufsbedingter
Geruch (nach Landwirtschaft, Schusterpech, oder Fisch
bei Fischhändlern) vor, dann prägte sich dieser Duft über
das limbische System auf Lebenszeit dem Langzeitgedächtnis als angenehm ein. Im Falle des bösen Onkels
dagegen kann der gleiche Geruch lebenslang Aversionen
auslösen, weil die lange zurückliegenden negativen Erfahrungen unbewußt im Langzeitgedächtnis gespeichert
sind. Darüber, vor allem zur sogenannten »konditionierten Geschmacksaversion« gibt es eine Fülle von psychologischen Untersuchungen.

Werden Laborratten Lithiumsalze injiziert, die bei
ihnen heftigste Übelkeit (Nausea) auslösen, und
gleichzeitig Rattenfutterstäbchen verfüttert, so ver-
knüpfen diese die Futterstäbchen mit der aufgetre-
tenen Übelkeit. Oft rühren die armen Tier dann ihr
Leben lang die vorher so begehrten Stäbchen nicht
mehr an.

70

Hierher gehört auch das von dem amerikanischen Psychologen Martin Seligman beschriebene »Sauce-Béarnaise-Phänomen« (s. Gniech 1995):

Er verbrachte mit seiner Frau einen wunderschönen Abend in einer Wagner-Oper, nachdem beide in einem guten Restaurant bei Filet Mignon mit Sauce Béarnaise getafelt hatten. Diese Beigabe zu Steaks oder Spargel war Seligmans Leibspeise, eine Köstlichkeit, die aus zerlassener Butter, Schalotten, Estragon und schaumgeschlagenem Eigelb unter Zugabe von Essig, Kerbel oder Petersilie, weißem Pfeffer und einer Prise Zucker bereitet wird. Mitten in der Nacht, 6 Stunden nach der Mahlzeit, wachte Seligman auf, ihm war übel, und er mußte sich übergeben. Drei Tage war der Arme krank, und er verwünschte die Sauce Béarnaise. Zur Universität zurückgekehrt erfuhr er, daß ein Kollege gleichzeitig mit ihm an einer üblen Darmgrippe erkrankt war und ebensolange das Bett hüten mußte. Da das Essen Frau Seligman bestens bekommen war, sprach damit alles für eine Infektion. Dennoch war es bei Seligman zu einer negativ-emotionale Kopplung zwischen der Übelkeit und der Sauce Béarnaise gekommen, die er zeitlebens behielt.

Psychophysiologisch wie lerntheoretisch ist dieser komplexe Vorgang so interessant wie ungewöhnlich: Der Reiz (Sauce) wurde nur ein einziges Mal dargeboten, und erst längere Zeit danach trat die Reaktion (Übelkeit) auf. Andere wichtige Ereignisse (Opernbesuch) lagen dazwischen, außerdem hatte die Ehefrau den Reiz gut vertragen. Seligman hätte z.B. ebensogut die Wagner-Musik unbewußt als Auslöser auffassen und dagegen emotional aufgebracht werden können. Daß ausgerechnet die frühere Leibspeise zum Sündenbock wurde, kann physiologisch zwei Ursachen haben: 1. Übelkeit wird leichter mit dem Magen-Darm-Kanal bzw. mit Speise und Trank assoziiert als mit dem Gehör, und 2. die niederen Sinne sind stärker beeinflußbar und damit leichter zu konditionieren als die höheren.

▇▇▇ Übler Geruch und Geschmack als Warnsignal?

Da sich alle wichtigen Sinnesorgane in der unmittelbaren Umgebung des Mundes und der Nase als Eintrittspforten für Nährstoffe und Atemgase befinden, scheinen sie prädestiniert für eine Warnfunktion, die den Verdauungs- und Atemtrakt vor dem Zutritt von Schadstoffen bewahren soll. Leider ist diese plausible Anschauung kaum zu beweisen. Vor allem aber gibt es viele Stoffe mit schädigender Wirkung, die gar nicht, und andere, die sogar sehr gut schmecken. Viele Metallsalze schmecken süßlich, sind aber in Wirklichkeit hochgiftig! Allerdings ist dieser Süßgeschmack keinesfalls so angenehm wie der von Zucker oder vielen Süßstoffen, aber er verleitet doch manches Kind dazu, giftige Metallverbindungen aufzunehmen. Blei-, Kadmium- oder Titanverbindungen, die als Maler- oder Anstreicherfarben in Bildern oder an Zimmerwänden angewandt wurden, bilden ein schlimmes Beispiel: Das auch »Bleizucker« genannte, heute für diese Anwendungen obsolete Bleiweiß (Bleiazetat), wurde von Kindern durch Lecken an den Bildern oder Wänden aufgenommen und führte zu Siechtum. Bitter wirkt dagegen in den meisten Fällen aversiv, und bittere Naturstoffe finden sich fast immer als oft sogar hochgiftige Alkaloide. Zu dieser Stoffklasse gehören beispielsweise Chinin, Morphin, Strychnin und andere. Andererseits schmecken aber auch Genußmittel bitter, z.B. Koffein oder Nikotin. Diese können bei entsprechender Dosierung wiederum Giftwirkungen entfalten. Man vermutet, daß bei diesen Genußmitteln die natürliche Bitteraversion ähnlich verlernt wurde, wie das bei bestimmten Geschmacksstoffen und Gewürzen (Chili) gegenüber Schmerzvorstufen geschehen ist. Kinder z.B. mögen Kaffee, Tonic Water, Bier (v.a. das bittere Pils) oder Zigaretten meist nicht. Durch häufigeren Konsum lernen die Jugendlichen dann jedoch auch die angenehmen (anregenden, entspannenden) Wirkungen der bitteren Getränke oder des Rauchens kennen, und der Widerwille gegen den bitteren Geschmack schwindet.

Individuelle Unterschiede

Ob etwas gut schmeckt oder schlecht, ob ein Stoff Duft oder Gestank ausströmt, unterliegt einer komplexen Bewertung, die von Mensch zu Mensch (interindividuell) und auch bei ein und demselben Menschen in Abhängigkeit von der Tages- oder auch Jahreszeit (intraindividuell) schwanken kann. Am besten bekannt ist der Einfluß von Hunger und Durst, die beide die Sinne schärfen. Für Frauen im fortpflanzungsfähigen Alter wird behauptet, daß ihre olfaktorische Schwelle für Moschusgerüche in der Zeit des Eisprungs um bis zu drei Zehnerpotenzen sinke – ein Befund, den nicht alle Untersucher bestätigen konnten. Moschusartig riechen auch die männlichen Sexualhormone, die mit Urin und Sperma, aber auch mit dem Schweiß – insbesondere dem Sekret der »Duftdrüsen« im Axillarbereich – ausgeschieden werden, und es gibt Spekulationen über eine mögliche Pheromonwirkung dieser Gerüche bzw. Substanzen.

Von alpenländischen Bauernburschen wird erzählt, daß sie – um sich für Tanzveranstaltungen sexuell attraktiv zu machen – ein Taschentuch einsteckten, mit dem sie zuvor – und vor Einführung der Deodorantien – ihre Achselhöhlen ausgewischt hatten.

Was ist erworben, was angeboren?

Die Frage, was an der hedonischen Bewertung von Aromen, Gerüchen oder Geschmacksvarianten angeboren oder im Laufe des Lebens erworben ist, läßt sich nur mit »je zum Teil« beantworten. Angeboren sind bestimmte positive Geruchs- und Geschmackstönungen: Blumenduft und süßer Geschmack werden von der Wiege an als angenehm bewertet, Bitterstoffe und Verwesungsgerüche als unangenehm. Klar angeboren scheint es jedenfalls zu sein, die »Allgemeingefühle« Durst und Hunger sozusagen »um jeden Preis« zu stillen. Erfahrungen unter Extrembedingungen, z.B. bei Schiffbrüchigen, verirrten Bergsteigern, Wüstenwanderern oder Häftlingen in Konzentrationslagern, lehrten, daß dann so gut wie alles gegessen oder getrunken wird, egal wie schlecht es schmeckt oder riecht. Hunger und Durst sind also offensichtlich dominant über Geschmacks- und Geruchseinflüsse.

Tiroler Bauern haben mir beispielsweise glaubwürdig berichtet, daß ihre jungen Ferkel Jauche zu trinken versuchen, wenn die Milch ihrer Muttersau nicht ausreicht. Ekelsymptome zeigen sie dabei offensichtlich nicht, doch scheint ihnen die scharfe Jauche überhaupt nicht zu bekommen: sie verweigern danach angebotene Milch und gehen ein.

Für die These, daß das meiste am Wohlgeschmack erworben und nicht angeboren ist, sprechen unter anderem auch zahlreiche Tabus und die vielen Bräuche, die sich um Essensgewohnheiten und um die rituelle Stillung von Durst und Hunger ranken. So ist es seit Urzeiten üblich gewesen, Verstorbenen Speise und Trank als Grabbeigaben mit auf den Weg in die Ewigkeit zu geben. Sind einmal Grabräuber über diese Wegzehrung der Toten hergefallen, dann erfährt man häufig, daß fürchterliche Krankheiten oder auch Blitz und Donner diese Tabuverletzer hinweggerafft haben. Nirgends ist aber überliefert, ob sie beim Verzehr einen entsetzlichen Geschmack verspürt oder sonst irgendwie hedonisch geschädigt wurden. Charakteristisch für Tabus als erworbene Gesetzmäßigkeiten ist vor allem, daß sie sich innerhalb kurzer Zeit ändern können: Sie gehen sozusagen mit der Mode, und sie unterliegen der psychologischen Beeinflussung durch sozial-dominante Mitmenschen.

So ist das Fleisch von Hunden, Ratten und vor allem von Menschen, oft aber auch von Pferden für den Mitteleuropäer tabu. In Kriegszeiten wurde aber zu Wurst verarbeitetes Pferde-, manchmal auch Hundefleisch nicht selten als durchaus schmackhaft empfunden, solange die Betreffenden nicht wußten, was sie zu sich nahmen. Wurde es ihnen gesagt, dann führte plötzlich auftretender Ekel nicht nur zu Erbrechen, sondern oft auch zu der nachträglichen Behauptung »das hat ja sehr merkwürdig und eigentlich überhaupt nicht gut geschmeckt«. Bekannt ist von strengen Hindus, Buddhisten, Jains und anderen Anhängern streng vegetarischer Religionen, daß sie ähnlich reagieren, wenn sie unbewußt Fleisch zu sich genommen haben.

Wenn die Fleischaufnahme unbewußt geschieht, passiert normalerweise nichts, oder die Betreffenden sprechen sogar von Wohlgeschmack, doch gibt es Gerüchte, daß einzelne Vegetarier mit ausgesprochen allergischen Symptomen auf die ihnen unbewußte Aufnahme der Tabuspeisen reagieren.

Essenssitten dieser Art sind mit Sicherheit erlernt. Wenn man unseren Kulturkreis betrachtet, dann gibt es Hinweise darauf, daß schon im Kleinkindesalter bestimmte Präferenzen oder Aversionen anerzogen werden. Fast sprichwörtlich bekannt ist die Abneigung von Kleinkindern gegenüber Spinat, fettem Fleisch, Milchhaut und ähnlichen Dingen. Leider fehlen brauchbare Untersuchungen, wieweit diesen weitgehend erlernten Verhaltensweisen auch Angeborenes zugrundeliegt, was zumindest bei fettem Fleisch mit seiner Beanspruchung der Leber- und Darmenzyme für eine geregelte Verdauung durchaus möglich wäre. Bei Spinat aber scheint es eindeutig die Betulichkeit überfürsorglicher Mütter zu sein, die durch allzu starkes Anpreisen des angeblichen Genusses das Gegenteil bewirken. Ähnliches gilt wohl auch für die häufigen Ermahnungen, nicht zu viel zu salzen oder nicht so viel zu trinken: In dieser frühkindlichen Phase läuft bereits in der zweiten Hälfte des ersten Lebensjahres die Persönlichkeitsentwicklung auf ein »nun erst recht« hin.

Daß die wissenschaftlich exakte Bearbeitung schwierig ist, belegt schon die Frage: »Warum salzt der eine zuviel und der andere zuwenig?«. Nur in bestimmten Fällen konnte hierzu nachgewiesen werden, daß verstärkte Salzaufnahme, also ständiger Zwang zum zusätzlichen Salzen vorgefertigter Speisen, mit einem krankhaft gesteigerten Blutdruck einhergeht. Die höhere Kochsalzmenge im Körper ist dann sozusagen das osmotische Agens, das vermehrt Flüssigkeit bindet, wodurch die Blutgefäße stärker gefüllt werden, was wiederum den Blutdruck in die

Höhe treibt. Wieweit das wiederum mit einer im Zwischenhirn (Hypothalamus) angenommenen Regulationszentrale zusammenhängt, konnte bisher aber nicht geklärt werden. Es gibt auch viele Fälle von Bluthochdruck, bei denen nichts am Geschmackssinn auffällig ist.

Fundierte Untersuchungen gibt es allerdings über den Einfluß erlernter Geschmacks- und Aromaempfindungen des Menschen auf seine Kalorienaufnahme, die zu Normalgewicht oder Gewichtszunahme führt.

In umfangreichen psychophysischen Experimenten erhielten männliche und weibliche Probanden jeweils eine energiereiche (die männlichen 1089, die weiblichen 826 kcal pro Tag) oder eine energiearme Kost (333 bzw. 247 kcal pro Tag). Beide Diäten, die unter Aufsicht verzehrt wurden, waren in bestimmter Weise gewürzt, so daß ein definierter Geschmack- und Aromaeindruck entstand, was viele und was wenig Kalorien enthielt. Diese Geschmacksmuster für die kalorienreiche und kalorienarme Diät wurden nach 14 Tagen vertauscht und die Diäten für weitere 2 Wochen in der umgekehrten Zuordnung weitergegeben. 25 % der 28 jungen normalgewichtigen Versuchspersonen ließen sich von den Geschmackszusätzen leiten: Die ursprünglich an kalorienreiche Nahrung gewöhnten (was ihnen anfangs auch gesagt worden war, aber der Tausch nach 14 Tagen wurde ihnen verschwiegen!), gaben in der zweiten Versuchshälfte trotz des geringeren Energiegehaltes eine raschere Sättigung an. Dagegen klagten die ursprünglich an kalorienarme Nahrung gewöhnten über ein ständiges Hungergefühl, obwohl sie in den zweiten 14 Tagen ja satt geworden sein müßten.

Die Autoren (Tepper et al. 1991) interpretieren ihre Ergebnisse so, daß sensorische Einflüsse eine wichtige Rolle spielen mögen bei der Langzeitkontrolle der Nahrungsaufnahme, jedoch nur bei den Menschen, die für ein sensorisches Training aufgeschlossen sind. Unbestritten scheint zu sein, daß jeder Mensch von frühester Jugend an ein diesem willkürlichen sensorischen Training vergleichbares ständig unbewußt durchläuft, und zwar in einer Lebens- und Lernphase, in der er eben außerordentlich aufgeschlossen bzw. empfänglich ist.

Daß Speiseaversionen und Lieblingsspeisen kulturabhängig sind, wurde schon betont. Sie hängen aber auch von der Zugänglichkeit bestimmter Lebensmittel ab.

Die Bewohner Nepals, das bis in die 50er Jahre dieses Jahrhundert für Ausländer nahezu hermetisch verschlossen war, galten früher als Menschen mit guten Zähnen. Das änderte sich schlagartig, als mit der Touristeninvasion übersüße Softdrinks und Kaugummis Einzug hielten: Der Zucker in diesen Genußmitteln war nicht nur attraktiv und verlockte vor allem die Kinder zu ständigem Lutschen, Saugen und Kauen, er förderte auch die kariöse Zerstörung ihrer Zähne in unglaublicher Weise.

Dagegen graust es manchen, der an westliche Zivilisation gewöhnt ist, bei bestimmten Gerichten dieses Himalaja-Landes sehr.

Tee mit ranziger Butter versetzt gilt z.B. als ausgesprochene Delikatesse ebenso wie die Schwalbennester oder Haifischflossen im noch weiter östlichen China. Während bei diesen chinesischen Köstlichkeiten nur der sogenannte Genußwert entscheidend zu sein scheint für die Einstufung als Delikatesse, gibt es aber im 3000 m hoch und noch höher gelegenen Himalaja-Gebiet einen ernährungsphysiologischen Grund, daß die dortigen Einwohner Tee mit ranziger Butter bevorzugen lernen: Einmal bedingt die dünne Höhenluft einen erheblichen Flüssigkeitsverlust jedes Organismus durch das sogenannte »unmerkbare Schwitzen« (Perspiratio insensibilis), das trotz der meist kühlen Luft zu einer ständigen Wasserabgabe über die Schweißdrüsen und durch das Oberflächenepithel der Haut führt. Zum anderen fügt der Butterzusatz dem Tee Kalorien zu, und da die meist von Yaks stammende Milch oft nur mit gewissen bakteriellen Verunreinigung gewonnen und dann auch noch über längere Zeit aufbewahrt werden muß, schmeckt die daraus gewonnene Butter schon von Anfang an eben meist ranzig.

Zu beachten ist, daß die sogenannte Geschmacksrichtung ranzig eigentlich wiederum eine über das choanale Riechen vermittelte Duftnote ist (schweißiger Geruch nach Amoore, vgl. Tabelle 4).

Noch vor wenigen Jahrhunderten lag auch die Toleranzschwelle gegenüber Gestank wesentlich höher. Corbin (1984) zitiert z.B. Louis-Sébastien Mercier, der zwischen 1782 und 1788 voller Empörung über die stinkenden Fischmärkte von Paris schrieb (Abb. 14):

»Darin ist der Pariser einzig auf dieser Welt, daß er ißt, was schon beim Riechen Übelkeit erregt«.

Patrick Süskind (1985) zitiert diese und viele andere Geschichten von schlimmem Gestank und er schreibt am Anfang seines Romans *Das Parfum – Die Geschichte eines (Duft-) Mörders* ebenfalls über Paris:

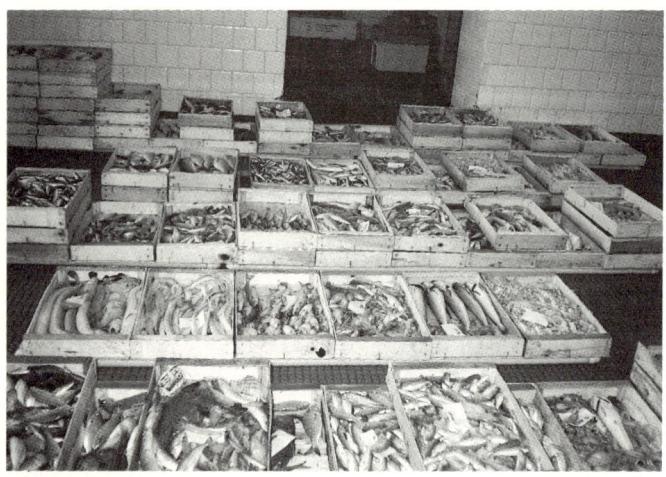

Abb. 14. Fischmarkt. Für den einen eine Lust, für den anderen ein Ärgernis und Quell steter Abscheu. Wer mit Fischen Geld verdient, dem stinken sie (normalerweise) nicht.

»... (es) herrschte in den Städten ein für unsere modernen Menschen kaum vorstellbarer Gestank. ... und natürlich war in Paris der Gestank am größten, denn Paris war die größte Stadt Frankreichs ...«.

Wir verstehen diese Klage sehr gut, wenn wir an heutige Slums denken, in denen es keine Kanalisation gibt und das Wasser oft kilometerweit herbeigeschafft werden muß.

Sicherlich ist Gestank zum Teil verknüpft mit der sozialen Hierarchie, und es wird noch heute oft behauptet, daß Arme, Schwarze oder sonst irgendwie außerhalb der richtigen Sozialklasse oder Kaste stehende durch üblen Körpergeruch auffallen (vgl. S. 56 ff.). Im Frankreich des 18. Jahrhunderts soll der Gestank im Bereich der ärmeren Schichten nicht nur zu sozialen Spannungen geführt, sondern sogar zum Ausbruch der Französischen

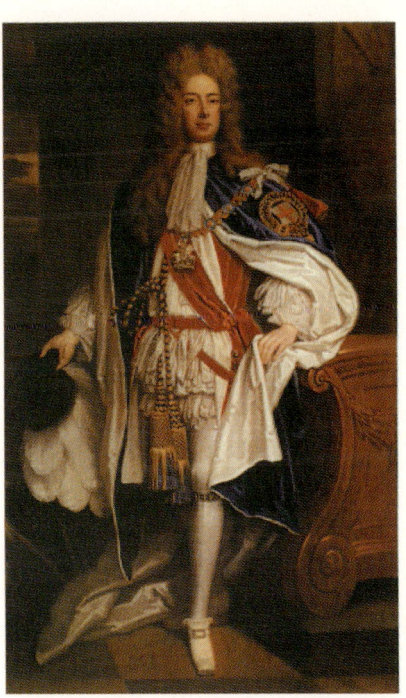

Abb. 15. Der »Dunst«
unter den Perücken und
der Schminke war
sprichwörtlich.

Revolution beigetragen haben. Demgegenüber behauptet
aber Süskind, daß dieses Geruchsproblem keineswegs auf
die Armen beschränkt war (Abb. 15):

> »Der Bauer stank wie der Priester, der Handwerksgeselle
> wie die Meistersfrau, es stank der gesamte Adel, ja sogar
> der König stank wie ein Raubtier...«.

Kurzum, die Frage der hedonischen Bewertung von
Geruch und Geschmack scheint in erheblichen Ausmaß
eine Frage gesellschaftlicher und sozialer Konventionen
oder eben auch Tabus zu sein, die angeborenes chemo-
sensorisches Verhalten sehr stark erweitern. Bei dieser
Erweiterung sind aber die Unterschiede von Mensch zu
Mensch und von Volk zu Volk sehr groß.

Taktile und sogar schmerzhafte Begleitempfindungen in Nase und Mund können das Wohlgefallen steigern

Die Nähe zum Schmerz ist bei CO_2-haltigen Getränken, aber auch bei reinen Trigeminusreizstoffen wie Chili oder schwarzem und grünem Pfeffer gegeben: Die besondere Note dieser Gewürze oder auch das Prickeln des Sekts in Nase und Mund beruhen auf einer leichten Schmerzvorstufe (Abb. 16). Physiologisch begründet werden die lustbetonten Nebenwirkungen mit der unmittelbaren Nachbarschaft von »Lustzentren« und »Unlustzentren« im Zwischenhirn (Dienzephalon, vgl. S. 93).

Daß die große Rolle, die der Trigeminusnerv bei der Beurteilung von Speisen und Gerüchen spielt, selbst dem an den Sinnesorgansystemen Geschmack und Geruch Interessierten nur sehr schwer verständlich zu machen ist, hat seinen Hintergrund in der Verquickung der drei genannten Sinnessysteme Geruch, Geschmack und trigeminale Somatosensorik im Mund-Nasen-Bereich zu einer einheitlichen »Oro-naso-fazial-Empfindung«. Chili, Peperoni, weißer oder schwarzer Pfeffer oder auch das von heutigen Schmerzforschern viel benutzte Capsaicin »schmecken« eben nicht scharf (über die Sensoren des Geschmacks), sondern man »empfindet« oder »fühlt« sie scharf. Die Unterscheidung ist eigentlich nur elektrophysiologisch oder mit anderen feinen Untersuchungsmethoden möglich: Mit ihnen kann man zeigen, daß die genannten scharfen Gewürze zwar auch die Geschmackssensoren, hauptsächlich aber und sehr viel stärker die freien Nervenendigungen des N. trigeminus erregen. In unserer Empfindung wird das alles aber mit dem Geschmack und den choanalen Riecheinflüssen zusammen als von der Mundhöhle kommende Sammelempfindung in einen Topf geworfen.

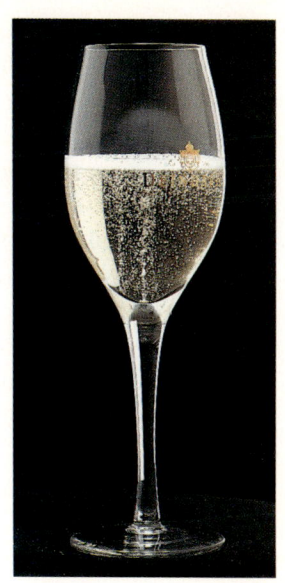

Abb. 16. Prickelnder Sekt – eine
dem Schmerz ähnliche Empfindung.

Ähnliches gilt für den nasalen Trigeminus. Mit seinem Oberkieferast versorgt er auch die Nasenschleimhaut, und wenn ein Nasenfurunkel schmerzt oder die
Nasenschleimhaut von eingedrungenem Staub juckt,
dann wird das über diese trigeminalen Nervenendigungen vermittelt. Oft wird aber schon bei der Inhalation
von Staub vom »Geruch« des Staubes gesprochen, ohne
daß sauber getrennt werden könnte, wieweit die rein
taktile, mechanische Reizung und wieweit eine ja auch
mögliche Beimengung von Geruchstoffträgern zu dieser
Bewertung führen. Für die Prickelempfindung durch Sekt
in der Nase gilt ähnliches, und man muß zusammenfas-
send sagen, daß offensichtlich in unserer Wahrnehmung
das Prinzip der Ortsauflösung über das der Qualitätsana-
lyse dominiert: Wenn eine Erregung im Bereich der Nase
ausgelöst wird, dann ist man geneigt, sie primär als von
Riechstoffen ausgelöst und damit für Geruch zu halten,

auch wenn sie über nichtolfaktorische Sensoren und Nervenbahnen läuft. Eine Erregung aus dem Bereich der Mundhöhle gilt in gleicher Weise primär als Geschmack, auch wenn die Trigeminuserregungen dabei eigentlich im Vordergrund stehen. Die auch über den Trigeminus vermittelten Temperatur- und rein mechanorezeptiven Erregungen liegen diesem Oro-naso-fazial-Sinn ein wenig ferner, so daß deren Beurteilung sehr viel besser vom allgemeinen Geschmackseindruck getrennt werden kann: Die Temperatur (Eis oder heiße Suppe) oder die Konsistenz einer Speise, also etwa ihre Schleimigkeit oder Knusprigkeit werden kaum jemals mit Geschmacksempfindungen verwechselt.

5 Störungen von Geruchs- und Geschmackssinn

Störungen von Geruchs- und Geschmackssinn heißen *Dysosmien* und *Dysgeusien*, einen völligen Verlust des Geschmacksinns nennt man *Ageusie*. Jede Geschmacksqualität kann unabhängig von den anderen, es können jedoch auch alle gemeinsam betroffen sein (partielle oder totale Ageusie). *Hypogeusie* bedeutet eine Schwächung, meßbar anhand einer Schwellenanhebung, und Dysgeusie eine Verzerrung des Geschmackseindrucks. Eine weitere Störung ist die *Hypergeusie,* eine Verstärkung des Geschmackseindrucks, die oft als sehr lästig empfunden wird. Dysgeusien, Hypo- und Hypergeusien treten häufig in höherem Lebensalter auf.

Bekannt sind die Klagen älterer Menschen, daß ihr Essen versalzen oder der Kaffee zu stark gesüßt sei, ohne daß ein anderer Beobachter diese Sinneseindrücke bestätigen könnte.

Beim Geruch heißen die korrespondierenden Begriffe *Anosmie, Hypo-, Hyper-* und *Dysosmie.* Von der letzteren kann die Kakosmie abgetrennt werden, bei der über ständigen sehr üblen Geruch in der Nase geklagt wird, ohne daß ein entsprechender Reiz vorhanden ist. Phantosmie oder Phantomgeruch ist eine Geruchshalluzination ebenfalls ohne jeden erkennbaren Reiz von außen; sie tritt bei manchem Epileptiker vor, während oder nach einem Anfall auf.

Geprüft und behandelt werden Störungen von Geruchs- und Geschmackssinn vor allem in der Hals-Nasen-Ohren-Klinik. Die HNO-Ärzte unterscheiden aus praktisch-diagnostischen Gründen für die olfaktorische Stimulation zwischen

- reinen Riechstoffen,
- Mischreizstoffen und
- reinen Trigeminusreizstoffen.

Die erste Gruppe soll ausschließlich olfaktorische Sensoren zur Erregung bringen, nicht aber trigeminale; zu ihr gehören Kaffee, Kakao, Vanille, Wachs, Stearin und Anisöl. Reine Trigeminusreizstoffe wirken über den Protonenmechanismus, und sie sollen die olfaktorischen Sensoren weitestgehend in Ruhe lassen und nur die Trigeminusendigungen erregen (ob diese Aussage aber tatsächlich zutrifft, entzieht sich für den Menschen bisher der exakten Nachprüfung). Hierher gehören alle flüchtigen Säuren, wie Ameisen- und Essigsäure, dazu auch Chlorwasserstoff (Salzsäure HCl), aber auch Ammoniak bzw. Salmiakgeist. Für die Gruppe der sogenannten Mischreizstoffe ist noch weniger präzise gesichert, ob sie wirklich gleichermaßen auf olfaktorische Rezeptoren der Riechsensoren wie auf Trigeminusendigungen im olfaktorischen und im respiratorischen Nasenepithel einwirken. Hierher gehören Menthol, Pfefferminzöl, Zimtöl, Pyridin, das über die Nase aufgenommen auch einen bitterbrennenden Geschmack auszulösen vermag, und Chloroform mit seinem süßlichen Geruch und Geschmack.

Für die klinische Geschmacksprüfung sind drei Methoden in breiterem Gebrauch, die aber samt und sonders nur die Zunge und bestenfalls den harten Gaumen bis zum Anfang des weichen erfassen:

- die »Full-Mouth-Methode«,
- lokal begrenzte Aplikationen mit Pipetten, Tropf-spritzen oder Filterpapierblättchen, und
- die Elektrogustometrie.

Die Full-Mouth-Methode wird insbesondere in der Sensorik eingesetzt, weniger in der ärztlichen Diagnostik. Wie der Name sagt, wird dabei ein Schluck aus einem Probengefäß »voll in den Mund genommen« und der Mundinhalt dann beurteilt. Da eine z.B. nach rechts und links differenzierende Beurteilung so nicht möglich ist, bevorzugt die HNO-Klinik wie auch die Neurologie die gezielte lokale Applikation von Geschmacksstoffen auf bestimmte Punkte der Zungenoberfläche. Dazu können einmal gläserne Pipetten oder Injektionsspritzen mit ab-gestumpften Kanülen oder Tropfflaschen benutzt wer-den, wie man sie für Herz- oder Augentropfen kennt. Man kann aber auch die von Tomita und Mitarbeitern (1986) entwickelte »Filterblättchenmethode« anwenden, die sich vor allem in Japan großer Beliebtheit erfreut. Dabei werden kreisrunde Filterpapierblättchen von 3 oder 5 mm Durchmesser mit Geschmackslösung getränkt und mit einer geschmacksneutralen Pinzette auf die Zun-genoberfläche gelegt und nach bestimmter Einwirkungs-dauer so auch wieder entfernt. Die Pipettenmethode ha-ben wir zur »Mini-Drop-Methode« modifiziert, bei der mit sehr kleinen Tuberkulin- oder Insulinspritzen Ge-schmackslösungen in allerkleinsten Mengen (Mikroliter-bereich) auf die Zungenoberfläche, den Bereich der Papil-lae vallatae und auch den weichen Gaumen appliziert werden können. Eine Einschränkung nicht nur dieses Verfahrens liegt in der taktilen Empfindlichkeit von Zungengrund und weichem Gaumen, da von dort regelmäßig Würgereflexe ausgelöst werden, wenn mechanisch zu stark gereizt wird.

Bei der Elektrogustometrie schließlich wird über eine Reizelektrode elektrischer Gleichstrom auf Zunge oder Gaumen gebracht, wobei eine Gegenelektrode irgendwo der Haut aufsitzen muß, z.B. der Handfläche. Über eine Elekrolyse des Mundspeichels setzt der Gleichstrom dann hauptsächlich Protonen an der Anode frei und führt so zu einer säuerlichen Empfindung. Mit diesem Verfahren und mit der Mini-Drop-Methode können die Zungenoberfläche und Teile des Gaumens am besten »abgetastet« und erfaßt werden. Eine »objektive Gustometrie« untersucht, was sich im Elektroenzephalogramm des wachen Menschen nach Geschmacksreizung ändert. Diese technisch aufwendige Methode steckt allerdings noch in den Kinderschuhen.

Bei der Prüfung des Geruchssinns wird ganz ähnlich vorgegangen. Hier sind insbesondere Flaschenmethoden üblich, bei denen Riechstoffe in Batterien von z.B. 7 oder auch weit mehr, bis 20 oder 40 Fläschchen, meist in einem »Riechkasten« aufbewahrt werden. Ein Fläschchen nach dem anderen kann dann – allerdings nur in Mindestabständen von 40 bis 90 Sekunden wegen der starken Adaptation und Habituation – geöffnet und unter die Nase gehalten werden. Die Patienten bzw. Probanden haben anzugeben, ob sie etwas und gegebenenfalls was sie riechen, eventuell mit der Zusatzangabe, ob stark oder schwach. Eine weitere Vertiefung zur halbquantitativen Meßmethodik wird dadurch erreicht, daß unterschiedlich starke Verdünnungen der Riechstoffe angeboten werden; damit kann man eine Schwellenbestimmung zumindest annäherungsweise vornehmen.

Für präzise Schwellenbestimmungen wird eine »Olfaktometer« genannte Apparatur benötigt, eine Einrich-

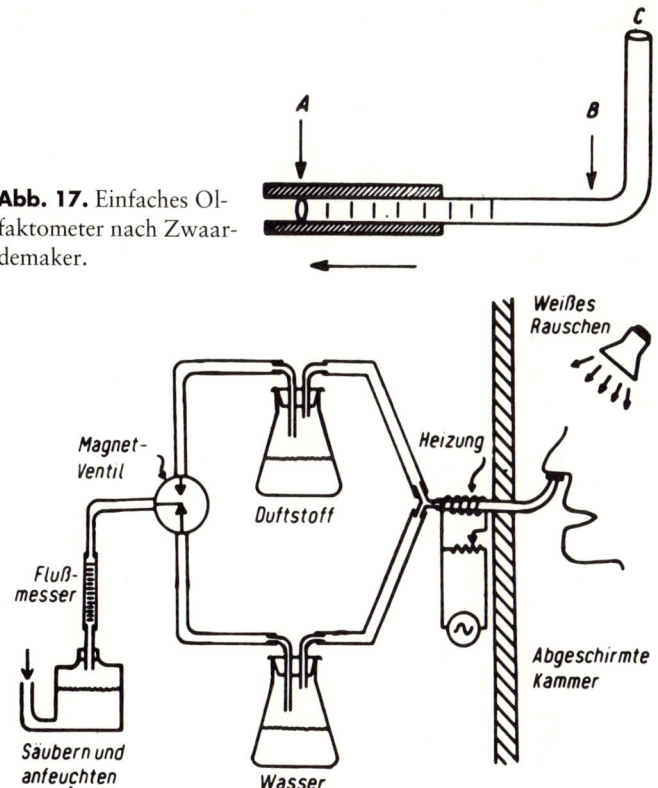

Abb. 17. Einfaches Olfaktometer nach Zwaardemaker.

Abb. 18. Einfaches Olfaktometer zur »objektiven« Olfaktometrie, zum »Erlanger Olfaktometer« weiterentwickelt mit präziser Reizsetzung zur Gewinnung olfaktorisch evozierter Potentiale aus dem EEG (Allison und Golf 1967).

tung, die es erlaubt, gasförmige Duftstoffe kontrolliert mit natürlicher oder synthetischer Luft zu verdünnen und in definierter Dosierung anzubieten. Die Abb. 17 zeigt eines der einfachsten Olfaktometer, das der Holländer Zwaardemaker bereits 1895 angegeben hatte. Außerdem ist in Abb. 25 (S. 118) ein weiteres Olfaktometer skizziert, das für Riechprüfungen an Insekten Anwendung findet. Dort ist auch gezeigt, wie die Amplituden des Elektroantennogramms (EAG) zur Schwellenbestimmung benutzt werden können. Die Abb. 18 zeigt Reiz- und Ableiteapparaturen, die für die »objektive Olfaktometrie« am Menschen verwandt werden bzw. wurden. Wie die »objektive Gustometrie« (vgl. oben) untersucht diese, was sich im Elektroenzephalogramm (EEG) des wachen Menschen nach Geruchsreizung ändert. Mit dieser technisch eleganten, wenn auch gegenüber der psychophysischen Befragung zeitraubenderen Methode läßt sich objektiv zeigen, ob ein Mensch etwas riecht oder nicht. Außerdem können nicht nur Diagnosen von Anosmien oder Hyposmien erhärtet, sondern vor allem auch grundsätzlich die olfaktorische Informationsverarbeitung im menschlichen Gehirn besser als je zuvor erforscht werden. Dysgeusien und Dysosmien entziehen sich allerdings wie auch die den Geruch begleitenden Lust- und Unlustgefühle weitgehend noch einer derartigen Objektivierung.

■ Ursachen von Geruchs- und Geschmacksstörungen

Für Dysgeusien und Dysosmien können sehr viele Faktoren auslösend sein, doch haben sie ihre Ursache meist in Schädigungen der Sensoren, weniger häufig der Nervenbahnen. Wieweit auch Probleme bei der zentralnervösen Verarbeitung bestehen, läßt sich nicht sicher sagen. Der Fortschritt der Medizin schlägt sich zum Teil auch darin nieder, daß immer mehr Menschen akute Erkrankungen überleben, die dann in ein chronisches Stadium mit verschiedenartiger Einschränkung der Lebensqualität übergehen. Dazu gehören Tumoren und Nierenkrankheiten.

Bösartige Erkrankungen, vor allem im Mund-Kopf-Bereich, können schon für sich allein einen Schwellenanstieg für beide Modalitäten bedingen. Dieser wird aber noch verschlechtert, wenn zur Behandlung eingesetzte Röntgenstrahlen die Riech- und Schmecksensoren in Mitleidenschaft ziehen, wobei meist eine Hemmung der Teilungsfähigkeit der Sensoren zugrundeliegt. Diese und damit die Fähigkeit zu riechen und zu schmecken kann wiederkehren, wenn die Bestrahlung genügend lange zurückliegt.

Nierenkrankheiten führen vor allem zu Problemen, wenn die Patienten dialysiert, also an die künstliche Niere angeschlossen werden müssen. Bei dieser »Blutwäsche« werden giftige, »harnpflichtige« Stoffwechselprodukte aus dem Blut dadurch entfernt, indem es über eine semipermeable Membran (vgl. Osmose) zu einer Abgabe von Wasser und kleinmolekularen Blutbestandteilen kommt, während Blutzellen und -eiweißstoffe zurückgehalten werden. Bei dieser sehr stark vereinfachten Nachahmung der Nierenfunktion wird leider auch das ebenfalls kleinmolekulare Zink aus Blut und Gewebsflüssigkeiten ausgewaschen. Man weiß schon länger, daß Zink für die Funktionsfähigkeit der Sensoren wichtig ist, und es ist hauptsächlich dieser Zinkverlust, der die Geschmacksempfindlichkeit in erster Linie einschränkt. Auch bestimmte Erkrankungen peripherer Nerven, aber auch Mittelohrentzündungen, können den Geschmack durch Angriff an der Geschmacksbahn schädigen.

Kurz zusammengefaßt können Geschmacksstörungen allgemein folgende Ursachen haben:

- Ernährungsdefizite (Zink!),
- Schädeltraumen und Nervenerkrankungen,
- iatrogene Einflüsse (durch ärztliche Behandlung bedingte Nebenwirkungen), wie Bestrahlung, Operationen und Medikamente.

Als Besonderheit sei noch erwähnt, daß bei manchen Epilepsieformen olfaktorische und gustatorische Halluzinationen auftreten können, bevor ein epileptischer Anfall über den Kranken hereinbricht (vgl. Phantomgeruch, S. 85). Auch genetisch verankerte und damit vererbbare Geschmacksstörungen sind schon seit den 30er Jahren des 20. Jahrhunderts bekannt: A. L. Fox, ein amerikanischer Chemiker, synthetisierte 1932 erstmals »Para-ethoxyphenyl-thiocarbamid«, ein Pulver, das über »Phenyl-thio-carbamid« oder »Thioharnstoff« (abgekürzt PTC) mit dem besser bekannten Harnstoff sowie mit auch heute noch bei Schilddrüsenüberfunktionen therapeutisch benutzten »Thyreostatika« verwandt ist. Bei der Erstsynthese staubte die Substanz im ganzen Stockwerk herum, in dem sich das Labor von Fox befand, und fast alle Kollegen beschwerten sich über den ekelhaft bitteren Geschmack dieses Staubs. Nur Fox und einige wenige andere merkten nichts von diesem Bittergeschmack. Damit war der Begriff des »PTC-Non-Tasters« und der »PTC-Geschmacksblindheit« geboren.

Dieser Defekt, bestimmte Bittersubstanzen nicht schmecken zu können, soll so vererbt werden (autosomal-rezessiv, vgl. partielle Anosmien, S. 85, 93), daß er nur ausgeprägt auftritt, wenn sowohl das mütterliche wie das väterliche Erbgut die krankmachende Eigenschaft enthalten. Da die PTC-Geschmacksblindheit oft unerkannt bleibt und meist nur zufällig entdeckt wird, schwanken geschätzte Angaben über die Häufigkeit ihres Vorkommens zwischen 12 und 35 % der europäischen Bevölkerung (die letztere Zahl ist aber sicher zu hoch!).

Beim *Geruch* kommen im wesentlichen die gleichen Auslösemechanismen in Frage, jedoch kann es stärker noch als beim Geschmack zu Schäden durch Viruserkrankungen kommen (Grippe-Anosmie nach schweren »Erkältungen«). Schädel-Hirn-Traumen können nicht nur zu einer Störung der Verarbeitung von Geruchssignalen im Gehirn führen, sondern auch zu einem völligen oder teilweisen Ausfall des Geruchssinns, etwa wenn die Fila olfactoria (s. S. 26 f.) abgerissen wurden. Mehr noch als beim Geschmacksystem sind genetische Einflüsse bekannt, die zu Dys- oder Anosmien zusammen mit anderen Störungen führen.

Die bekannteste genetisch bedingte Anosmie ist das gottlob seltene »olfakto-genitale Syndrom«, das erstmals 1944 von dem Psychiater Franz J. Kallmann (1897–1965) beschrieben wurde und »Kallmann-Syndrom« heißt. Bei diesem ist die Anosmie von einem »hypogonadotropen Hypogonadismus« verursacht, und hinter diesem erschreckenden Wort steckt folgende Bedeutung: Die Gonaden (Geschlechtsdrüsen: Hoden und Eierstöcke) sind unreif und funktionslos, weil ein Gonadotropin genanntes Hormon aus dem Vorderlappen der Hypophyse (Hirnanhangsdrüse) fehlt. Der Hypogonadotropinismus läßt die Geschlechtsorgane nicht zur Ausbildung kommen, so daß die meist männlichen Patienten unfruchtbar sind. In den letzten Jahren konnte man aufklären, daß es sich um eine chromosomal bedingte Entwicklungsstörung im Gehirn handelt: Der Hypothalamus genannte Teil des Zwischenhirns, von dem aus alle inneren Organe kontrolliert werden, ist sowohl für die Bildung der Geschlechtshormone wie auch für die Entwicklung des Riechhirns verantwortlich. Durch die Entwicklungsstörung des Hypothalamus fehlen aber die für die Hormonbildung zuständigen Nervenzellen und die aus diesem Hirnteil sich entwickelnden Bulbi olfactorii (s. S. 14, 26).

Neben diesen Störungen spielen *partielle Anosmien* (vergleichbar den PCT-Ageusien, s. S. 92) eine größere Rolle, als allgemein bekannt ist. Bei diesen wird nur ein bestimmter Geruch bzw. der einer bestimmten Stoffklasse nicht wahrgenommen, vermutlich weil die entsprechen-

Tabelle 6. Häufigkeit partieller Anosmien beim Menschen in Prozent der Bevölkerung. Nicht berücksichtigt sind dabei Geschlechtsunterschiede, die bei manchen partiellen Anosmien beträchtlich sind. (Nach Hatt 1995)

Anosmie für	chemischer Hauptduftstoff	Häufigkeit
Urin	Androstenon	40 %
Malz	Isobutanal	36 %
Kampfer	1,8-Cineol	33 %
Sperma	1-Pyrrolin	20 %
Moschus	Pentadecanolid	7 %
Fisch	Trimethylamin	7 %
Schweiß	Isovaleriansäure	2 %

den Rezeptormoleküle auf den Riechzellen nicht ausgebildet sind. Diese Defekte werden offensichtlich autosomalrezessiv vererbt (sie werden nur merkbar, wenn die gleichen, nicht an Geschlechtschromosomen, sondern an eines der 22 Autosomen gebundenen Gene von Vater *und* Mutter vererbt werden). Hans Hatt (1995) hat die Häufigkeit des Vorkommens dieser partiellen Anosmien in der mitteleuropäischen und nordamerikanischen Bevölkerung aufgrund klinischer Beobachtungen zusammengestellt (Tabelle 6; vgl. Tabelle 4). Diese partiellen Anosmien entsprechen nur teilweise den in Tabelle 4 aufgelisteten Primärgerüchen, was für die Existenz von mehr Rezeptorarten und damit auch mehr als 7 Duftkategorien spricht.

Gibt es Behandlungsmöglichkeiten?

Die Antwort auf diese wichtige Frage fällt je nach den zugrundeliegenden Ursachen ganz unterschiedlich aus:

Ernährungsdefizite und iatrogene Einflüsse können am leichtesten ausgeschaltet werden. Bei den letzte-

ren ist natürlich abzuwägen, ob Geruchs- oder Geschmacksstörungen etwa durch Röntgenstrahlen
bei einer Krebsbehandlung in Kauf genommen werden müssen, um die lebensbedrohende Grund-
krankheit sinnvoll bekämpfen zu können.

Dagegen gibt es bei den genetisch bedingten Störungen bis heute nur symptomatische Behandlungs-
möglichkeiten, die die sensorische Störung nicht zu
bessern vermögen.

Im Falle von Verletzungen kann sehr auf das physiologische Regenerationsvermögen der Sinnessysteme für Geruch und Geschmack vertraut werden,
das über bis zu 2 bis 3 Jahre nach einer Schädigung
noch eine Regeneration erwarten läßt.

In der Regel kann man bei günstigen Bedingungen
innerhalb von 2 Jahren nach der Verletzung oder Vergif-
tung mit einer weitestgehend kompletten Regeneration
der Riechzellen rechnen. Nach dieser Frist wird eine völlige Wiederherstellung der Funktion zunehmend unwahr-
scheinlicher, doch sind Besserungen auch noch im 3. bis
4. Jahr bekannt. In dieser sehr langen Zeit kann das
Riechvermögen schrittweise wiederkehren. Da die poly-
modalen Riechzellen ebenso wie das nichtolfaktorische,
nur der Atmungsfunktion dienende »respiratorische«
Nasenepithel von trigeminalen Reizstoffen erregt werden
können, werden in der Regel stechende »Gerüche«, wie
Essigsäure oder Ammoniak, zuerst wieder wahrgenommen (oder sie blieben trotz des olfaktorischen Ausfalls
erhalten). Diese trigeminalen Empfindungen haben zwar
mit dem eigentlichen Geruch nichts oder nur indirekt zu
tun (vgl. Kap. 3 und 6); ihre Zunahme kann aber doch
baldige Besserung erhoffen lassen. Sie können sogar, falls
eine komplette Wiederherstellung nicht möglich ist, dem
An- oder Hyposmiker dauerhaft eine wertvolle Hilfe sein.

In der Besserungsphase kann ein Geruchstraining helfen. Zu üben ist vor allem die semantische Erkennung von Geruchsqualitäten, also die Fähigkeit, bestimmte Leitgerüche zu unterscheiden und mit bestimmten Substanzen aus dem Alltag in bewußte Verbindung zu bringen. Daß das auch für den Normalriechenden schwierig ist, wird durch die Alltagserfahrung belegt, daß man einen bestimmten Geruch genau kennt oder zu kennen glaubt, ihn aber aufgrund der vielfältigen Möglichkeiten und Duftvarianten nicht zu benennen weiß (vgl. Tabelle 2). Mittlerweile hat sich die Spielwarenindustrie dieses Problems angenommen und in »Smellory« ein olfaktorisches Erkennungsspiel geschaffen. Dieses enthält eine große Anzahl kleiner Kunststoffbehälter, in denen mit Riechflüssigkeiten getränkte Schwämmchen liegen. Öffnet man den Deckel, um daran zu schnuppern, kann ein Normalriechender tatsächlich bestimmte Geruchsquellen erkennen, die als »Leitsubstanzen« der in Wahrheit viel komplexeren Duftstoffquelle etwa an Vanille, Banane, Schokolade u.ä. erinnern. Für den Anosmiker oder Hyposmiker erscheinen diese Düfte – wenn er sie überhaupt wahrnehmen kann – wie ein Sammelsurium sinnloser Silben aus einer ganz unbekannten Fremdsprache. Für ihn ist eine Erkennung zunächst unmöglich oder schwierig, kann aber anhand der vorgegebenen Benennungen gebessert werden: der Riechgeschädigte kann lernen, um welchen Geruch es sich handelt. Sobald sich ein gewisses Erkennungsvermögen wiederentwickelt hat, wird so sein Geruchssinn weiter geschult. Aber natürlich setzen diese Trainingsmöglichkeiten die Intaktheit oder Regeneration der anatomischen Strukturen, hauptsächlich der Sensoren, voraus.

6 Aromastoffe beeinflussen das Verhalten

Daß Gerüche und Aromastoffe auf menschliches Befinden und Verhalten einwirken, ist schon lange bekannt. Menschen versuchen die Wirkung von Düften bewußt zu nutzen: sie zünden z.B. Weihrauch an oder besprühen sich mit Parfüm. Doch lassen sich die Wirkungen der Aromen auch wissenschaftlich nachweisen? 1988 hat das Institut für Heil- und Sonderpädagogik der Justus-Liebig-Universität Gießen einen Band von Karl-Heinz Berg herausgegeben unter dem Titel *Duftwirkungen auf der Spur – eine anthropologische Studie zu Geruchseinflüssen im körperlichen, seelischen und geistigen Bereich*. In diesem, leider nicht im offiziellen Buchhandel erhältlichen Bändchen von immerhin 300 Seiten werden Duftwirkungen beschrieben, die wissenschaftlich nachprüfbar sind, neben anderen, die sich dem Zugriff der Wissenschaft entziehen. Unbestritten ist, daß verschiedene sogenannte Wahrnehmungstrainingsprogramme große Erfolge bei Lern- und Geistigbehinderten haben, indem sie deren Wahrnehmungsleistungen durch gezieltes sensorisches Training fördern (s. auch S. 60 ff.). Doch beginnen wir zunächst mit den Verhaltensbereichen, die unmittelbar mit Geruch und Geschmack zusammenhängen.

Hunger und Durst

Hunger und Durst sind sogenannte Allgemeinempfindungen, die keinem bestimmten Sinnesorgan zugeordnet werden können. Als Allgemeinempfindungen bzw. Allgemeingefühle kann man auch Müdigkeit, Lufthunger oder Sexualverlangen auffassen. Gemeinsam ist ihnen, daß sie ihren adäquaten Reiz in einer oder mehreren Kenngrößen im Organismus selbst haben, während die sensorischen Empfindungen ja normalerweise immer von der Umwelt her angeregt werden. Welche Rezeptoren die Allgemeingefühle registrieren, ist zum größten Teil unbekannt, doch gibt es gerade für Hunger und Durst einige Anhaltspunkte. Für den Psychologen sind Hunger und Durst Triebe, die Grundbedürfnisse wie Nahrungs- und Flüssigkeitsmangel zu stillen haben.

Hunger

Über die dem Hunger zugrundeliegenden psychophysiologischen Mechanismen gibt es verschiedene Hypothesen, aber es herrscht keine Klarheit, welche davon die entscheidend richtigen sind. Die Sättigung des Hungers hat letztlich über eine Kurzzeit- und eine Langzeitregulation der Nahrungsaufnahme für eine ausgeglichene Stoff- und Energiebilanz des Organismus zu sorgen. Es müssen nämlich so viele Energieträger aufgenommen werden, daß der Grundbedarf des Körpers (»Grundumsatz«) und etwaiger Zusatzbedarf, z.B. durch körperliche Arbeit, gedeckt sind. Während der Grundumsatz bei einem Menschen in Abhängigkeit von Körperbau und -oberfläche, Geschlecht und Alter weitgehend über längere Zeiträume konstant ist, verursacht körperliche Mehrarbeit ein kalorisches Defizit. Wer mehr arbeitet, muß auch mehr essen, um sein Körpergewicht aufrechtzuerhalten. Wird gegen diese Regel verstoßen, dann führt der durch Mehrarbeit gesteigerte Energieverbrauch zu einer Gewichtsabnahme. Körperliche Schwerarbeit, sei es auch nur in Form von Jogging o.ä., ist also das einfachste, wenn auch oft unbequeme und daher nicht immer gern akzeptierte Schlankheitsmittel, das viele Medikamente einsparen könnte.

Aufgrund der Beziehung zu den Energieträgern, die im Organismus letzten Endes über den Blutzucker ihre energetische Wirkung an den einzelnen Zellen entfalten, besteht sicherlich ein Zusammenhang zwischen der Höhe der Blutzuckerkonzentration (dem »Blutzuckerspiegel«) und dem Hungergefühl. Subjektiv wird aber Hunger als Allgemeinempfindung in der Magengegend lokalisiert; er wird nach Füllung des Magens mit Nahrung durch das Gefühl der Sattheit ersetzt. Bleibt der Magen länger leer, kommt es zum »Magenknurren«. Das sind »leere« Kontraktionen der aus glatter Muskulatur bestehenden Magenwand, die normalerweise den Mageninhalt zu durchmischen und vorwärtszubewegen hat. Da sich neben Sekreten der Magendrüsen immer verschluckte Luft oder andere Gase im Magen befinden, kann deren Durchmischung durch Leerkontraktionen (aber auch bei mäßiger Füllung) zu deutlichen Geräuschen führen. Aber auch ohne hörbare Phänomene verspürt man im Hunger ein »flaues Gefühl« in der Magengrube; dieses scheint von Mechanosensoren ausgelöst zu werden, die sonst den Dehnungszustand der Magenwand signalisieren.

Neben diesen etwas eingehender skizzierten Vorstellungen, der *glukostatischen* (auf den Blutzucker bezogenen) und der *Leerkontraktionshypothese* der Hungerempfindung, werden noch eine Reihe weiterer Möglichkeiten diskutiert, so ein lipostatischer und ein thermostatischer Mechanismus (Abb. 19). Ersterer signalisiert über Lipidsenso-

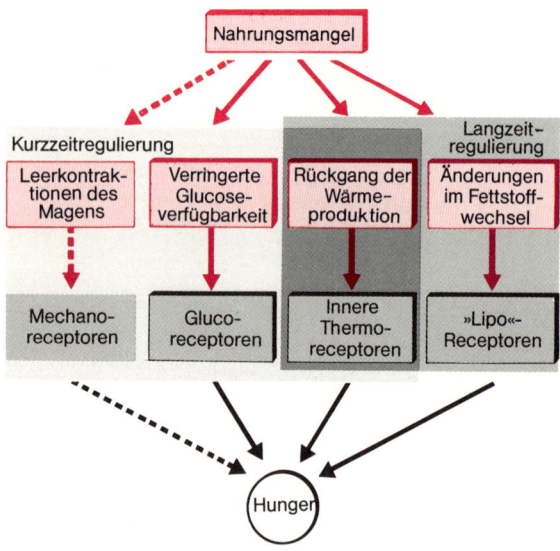

Abb. 19. Entstehung des Hungergefühls. In der *unteren Reihe* sind die an der Entstehung des Hungergefühls beteiligten Sensoren (hier: Receptoren) angeordnet, darüber die jeweils zu ihnen gehörenden addäquaten Reize. Die an der Kurz- bzw. Langzeitregulation der Nahrungsaufnahme beteiligten Faktoren und Sensoren sind durch *graue Unterlegungen* zusammengefaßt. Daraus ergibt sich, daß die linken drei Gruppen der Kurzzeitregulierung und die beiden rechten der Langzeitregulierung dienen; die inneren Thermosensoren stellen das überschneidende Bindeglied zwischen Lang- und Kurzzeitregulierung dar.

ren die Lipid- bzw. Fettbilanz des Organismus und dient vor allem der Langzeitregulation. Letzterer stützt sich auf die Beobachtung, daß Warmblüter um so mehr Nahrung aufnehmen, je niedriger die Umgebungstemperatur ist, so daß die Thermosensoren und die ganze Thermoregulation des Organismus mit diesem Mechanismus verknüpft sein müssen. Mit großer Wahrscheinlichkeit spielen mehrere, vielleicht sogar alle genannten Faktoren eine Rolle bei dem komplexen Allgemeingefühl Hunger.

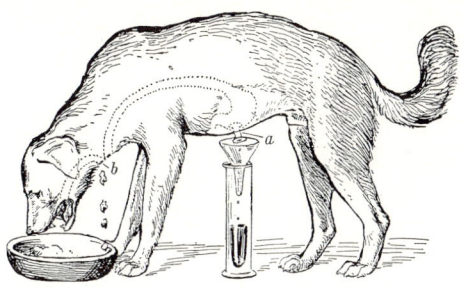

Abb. 20. Pawlows Scheinfütterung eines Hundes mit Magen- und Ösophagusfistel. Die Magenfistel, nach ihrem Initiator, dem Düsseldorfer Chirurgen Friedrich O. Witzel (1856–1925) auch Witzel-Fistel genannt, wird zuweilen beim Menschen zur Nahrungszufuhr angelegt, wenn Tumoren die Passage des Ösophagus erschweren oder unmöglich machen. Pawlow zeigt mit ihrer Hilfe die »Konditionierung«, die Erlernung »bedingter Reaktionen«. Obwohl keine Speise in den Magen gelangt, kommt es zu einer heftigen Sekretion von Magensaft aufgrund erlernter Einflüsse

Sättigung

Entzieht sich schon der Hunger als eine sehr komplexe Allgemeinempfindung unserem völligem Verständnis, steht es mit dessen Ablösung durch das Gefühl der Sättigung nicht besser. Auffällig ist, daß die Nahrungsaufnahme beendet wird, bevor Nahrungsbestandteile in die Blutbahn übergetreten (resorbiert) sein können. Man spricht von *präresorptiver* Sättigung, die als wohlig und lustbetont empfunden wird, sofern nicht übermäßige und dazu noch hastige Nahrungsaufnahme ein Völlegefühl produziert. Schon Pawlow hat Speichel- und Magensaftsekretion sowie Sättigungsmechanismen an Tieren mit Speiseröhren-, Magen- und Darmfisteln studiert (Abb. 20).

Hunde mit Ösophagusfisteln fressen, ohne daß etwas in ihren Magen gelangt: die Bissen fallen aus der Speiseröhre heraus, die durch eine Operation eine Öffnung nach außen erhalten hatte. Obwohl der Magen leer bleibt, machen die Tiere nach einiger (längerer) Zeit einen zufriedenen Eindruck und beenden ihre Mahlzeit.

Man nimmt an, daß Geruchs-, Geschmacks- und Mechanosensoren im Mund-Rachen-Bereich, der Speiseröhre und eventuell auch dem Kauapparat insgesamt, zu dieser präresorptiven Sättigung beitragen. Bei einer normalen Mahlzeit gelangt Nahrung weiter in den Verdauungstrakt, wo Mechano- und Chemosensoren im Magen und im Darmrohr zum Gefühl der Sättigung beitragen.

Durst

Beim Durst sind die Verhältnisse insofern etwas übersichtlicher, als schon lange Osmosensoren bekannt sind, die auf eine Eindickung des Blutes und der Gewebssäfte mit verblüffender Genauigkeit ansprechen. Der Organismus verliert ständig Wasser, und zwar nicht nur über den Urin, sondern vor allem über die Atmung und als Schweiß über die Haut (man schwitzt unmerklich auch bei niedrigen Umgebungstemperaturen!). Bereits ein Wasserverlust von nur 0,5 % des Körpergewichts (entsprechend 350 ml bei einem 70 kg schweren Menschen) reicht aus, um Durstgefühl entstehen zu lassen.

Ursache des Durstes ist also ein Wassermangel innerhalb aller oder bestimmter der 10^{14} Zellen des Organismus, und eine Volumenabnahme des Blutes und der Gewebssäfte (osmotischer und hypovolämischer Durst, weil im letzteren Fall hauptsächlich das Blutvolumen vermindert ist). Beide reduzieren den Speichelfluß und führen damit zu Trockenheit im Munde, die als Begleitsymp-

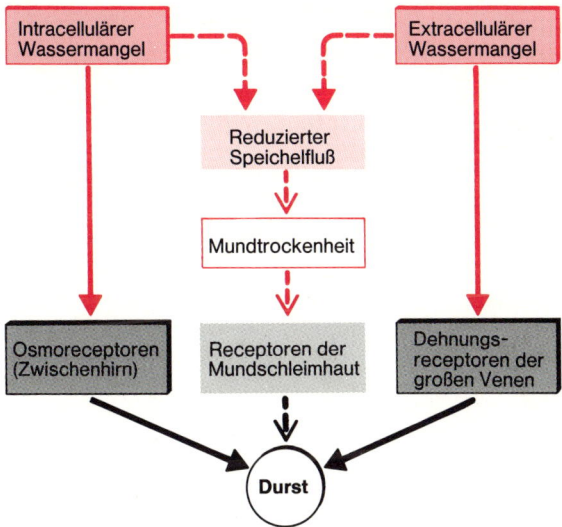

Abb. 21. Schema zur Entstehung des Durstgefühls. Ganz oben sind die Ursachen »Intra- und Extrazellulärer Wassermangel« aufgeführt. In der *unteren Reihe* stehen die darauf direkt oder indirekt ansprechenden Sensoren (hier: Receptoren). Über die Sensoren der Mundschleimhaut schränkt sowohl der intra- wie auch extrazelluläre Wassermangel den Speichelfluß ein, worauf die daraus resultierende Mundtrockenheit zur Reizung der Sensoren in der Mundschleimhaut führt.

tom subjektiv besonders quälend wirkt, aber auch am leichtesten durch Befeuchten der Mundschleimhaut behoben werden kann (Abb. 21). Das gilt vor allem für den »falschen« Durst, den etwa Redner oder Sänger empfinden. Als weitere Reaktionen auf den Durst werden die Hormone Renin und ADH (antidiuretisches Hormon) in das Blut ausgeschüttet. Renin setzt im Blut Angiotensin II frei, das den Blutdruck steigert, und ADH vermindert in der Niere die Wasserausscheidung: Der Urin wird konzentrierter, wie an seiner intensiveren Färbung leicht zu erkennen ist. Interessanterweise gibt es bei der Allgemeinempfindung Durst ähnlich wie beim Schmerz keine oder kaum eine Adaptation. Während man sich an chronischen Hunger durch eine gewisse Stoffwechselanpassung etwas gewöhnen kann, ist Wasser als universelles Lösungsmittel für die Stoffverteilung im Organismus so wichtig, und sein Bestand im Körper muß so genau eingehalten werden, daß ein Mangel ständig signalisiert wird.

Vergleichbar der Sättigung des Hungers verschwindet das Durstgefühl ebenfalls bereits präresorptiv: Der in Abb. 20 gezeigte Pawlowsche Hund mit der Ösophagusfistel »trinkt« zwar etwa doppelt soviel wie einer, bei dem das Wasser auch wirklich in den Magen gelangt, aber er stellt dann das Trinken für bis zu 1 Stunde ein. Weder der osmotische noch der hypovolämische Durst können also gestillt sein, und man kann nur folgern, daß – wie beim Hunger – Geruchs-, Geschmacks- und Mechanosensoren im Mund-Rachen-Bereich und eventuell auch in den Kaumuskeln zu dieser präresorptiven Durststillung beitragen.

Wenn uns das Wasser im Mund zusammenläuft

Typischerweise läuft vor allem einem hungrigen Menschen das Wasser im Mund zusammen, wenn er hauptsächlich durch olfaktorische, manchmal aber auch durch visuelle oder auditorische Reize auf das Vorhandensein köstlicher Speisen hingewiesen wird, die ihm bald helfen sollen, seinen Hunger zu stillen. Physiologisch handelt es sich dabei um einen konditionierten Speichelsekretionsreflex (eine bedingte Reaktion nach Pawlow). Diese kompliziert anzuhörende Bezeichnung muß erläutert werden: Speichel gehört zu den Verdauungssekreten, wie sie uns als Mundspeichel, Bauchspeichel, Galle und

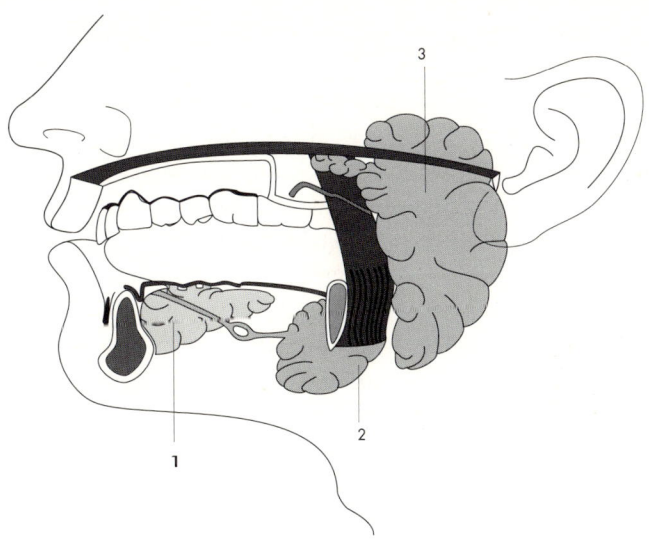

Abb. 22. Darstellung der Speicheldrüsen. *1* Glandula sublingualis (Unterzungendrüse), *2* Glandula submandibularis (auch submaxillaris, Unterkieferdrüse, *3* Glandula parotis (Oberspeicheldrüse).

Darmsaft verfügbar sind. Sie machen die Speise bzw. den Darminhalt schlüpfrig und gleitfähig und greifen mit Verdauungsenzymen die Nahrungsbestandteile so an, daß diese zu kleinen, resorptionsfähigen Elementareinheiten verdaut werden.

Solche Elementareinheiten sind für die oben schon erwähnten Energieträger der Nahrung: die Aminosäuren aus den Proteinen/Eiweißkörpern, die Monosaccharide aus den Kohlenhydraten (Stärke, Zucker) und die Fettsäuren aus den Lipiden; diese können aus dem Darmrohr in die Blutbahn aufgenommen, also resorbiert werden. Hier soll von allen genannten Verdauungssekreten nur auf den Mundspeichel eingegangen werden; die Verhältnisse beim Magen- und Darmsaft, aber auch bei der Galle, liegen ganz ähnlich.

Mundspeichel wird in drei großen und sehr vielen kleinen Speicheldrüsen produziert (Abb. 22). Zu den großen gehören die Glandula (Drüse, eigentlich kleine Eichel) parotis (Ohrspeicheldrüse), deren virusbedingte schmerzhafte Anschwellung das Krankheitsbild des Mumps oder Ziegenpeter (Parotitis epidemica) ausmacht, die Glandula submandibularis (auch submaxillaris, Unterkieferdrüse), die etwa unter den Unterkieferwinkeln liegt, und schließlich die Glandula sublingualis, die Unterzungendrüse, die unterhalb der Zunge in der Mundhöhle sichtbar wird, wenn man vor dem Spiegel die Zunge nach oben schlägt. Neben diesen bis zu kastaniengroßen Drüsen gibt es zahllose kleine Speicheldrüslein, Becherzellen genannt, die sich wie die vielen einzelnen Geschmacksknospen in der ganzen Mundhöhle und dem Anfangsteil des Verdauungstraktes überall auf dem harten und weichen Gaumen, im Rachen usw. befinden. Wird die Mundspeichelbildung stimuliert, z.B. dadurch, daß sich Speise im Mund befindet, dann werden diese kleinen Speicheldrüsen sehr viel stärker aktiviert als die großen. Nur die drei großen haben deutlich erkennbare und auch längere Ausführungsgänge: der der Parotis mündet im Mund etwa in Höhe des zweiten oberen Backenzahns. Manchem Menschen kann dies dadurch schmerzlich bewußt werden, daß sich dort Konkremente, also Ausfällungen aus dem Speichel, niederschlagen und den Ausführungsgang verlegen. Ähnlich den Gallen-, Nieren- oder Blasensteinen können auch Speichelsteine heftige Schmerzen verursachen.

Auch in den Pausen zwischen den Mahlzeiten sind alle Verdauungsdrüsen mit einer *Ruhesekretion* tätig. Die des Mundes sondern pro Tag ungefähr 0,5 l des sogenannten Ruhespeichels ab. Wird die Speichelsekretion stimuliert, steigt das Volumen auf bis zu 1,5 l/Tag. Adäquate, also natürliche oder normale Reize für die stimulierte Speichelsekretion greifen an den Nervenendigungen des Trigeminus in der Mundhöhle an, und adäquat sind taktile, osmotische und gustatorische Einflüsse. Taktil heißt, daß allein irgendein mechanischer Kontakt mit der Mundschleimhaut die Speichelsekretion befördert, und osmotische Einflüsse heißt, daß durch Austrocknung, ähnlich wie beim Durst, die osmotische Konzentration im Mund ansteigt und dadurch ebenfalls Trigeminusendigungen zur Erregung bringt. Beide genannten Mechanismen sind vor allem den Zahnärzten wohlbekannt: Der offen gehaltene Mund läßt die Schleimhaut austrocknen, und die Speicheldrüsen reagieren mit heftigem Speichelfluß, der weggetupft oder abgesaugt werden muß. Gleiches gilt für mechanische und Temperaturreize, wie sie bei der Zahnbehandlung, vor allem aber bei der Nahrungsaufnahme entstehen. Gustatorisch wird die Speichelsekretion besonders gut durch saure Geschmackslösungen ausgelöst, aber auch andere Geschmacksqualitäten wirken stimulierend. Bei den meisten Menschen genügt sogar schon der bloße Anblick einer Zitrone, daß ihnen das Wasser im Mund zusammenläuft. Dabei handelt es sich wieder um eine sogenannte bedingte Reaktion nach Pawlow.

Seit Iwan Petrowitsch Pawlow (1848–1936, 1904 Nobelpreis für Physiologie und Medizin) kennt man die Methoden der Konditionierung, die bedingte Reaktionen zum Ziel haben. Konditionieren heißt: der normale Reflexauslöser (unbedingter Reiz US) wird zusammen mit einem bedingten (konditionierenden) Reiz CS verabreicht. US löst die unbedingte Reaktion UR, CS die bedingte Reaktion CR aus. CR ist meist eine »Orientierungsreaktion«: Wenn CS auditorische oder visuelle Reize sind, erfolgt eine Kopfdrehung zur Schall- oder Lichtquelle. Werden US und CS mehrfach miteinander kombiniert angeboten, kommt es über einen Lernvorgang im Gehirn zu einer von Pawlow so genannten »zeit-weiligen Verbindung« der beiden Reflexzentren mitein-ander, so daß CS dann unmittelbar UR auslöst.

Als adäquate Reize für die Speichelsekretion gelten gustatorische, taktile oder osmotische Einflüsse auf die Mundschleimhaut. Werden solche als US 10- bis 15mal mit akustischen, visuellen oder olfaktorischen Reizen kombiniert (also z.B. Tellergeklapper oder Anblick oder Duft der Speisen als CS), dann lösen allein diese akusti-schen, visuellen oder olfaktorischen Reize die Speichelse-kretion aus. Für Mensch und Tier erfolgen diese Kondi-tionierungen unbewußt in frühester Jugend: Schon ein Säugling spricht auf bestimmte Geräusche oder Gerüche an. Diese primären Konditionierungen können durch Konditionierungen »höherer Ordnung« erweitert wer-den: Pawlow hatte z.B. seinen Hunden Futter gezeigt und damit Speichelsekretion als bedingte Reaktion 1. Ord-nung ausgelöst. Wurde dann auf ein Glockensignal hin auditorisch (über das Gehör) konditioniert, baute sich auf die bedingte Reaktion 1. Ordnung eine bedingte Re-aktion 2. Ordnung auf usw. Mit dieser relativ komplizier-ten Erörterung sollte ungefähr verständlich werden, was passiert, »wenn uns das Wasser im Munde zusammen-läuft«, auch wenn es noch viele weitere Einzelheiten zu entschlüsseln gilt.

▦ Kommunikation durch Düfte

Dialog der Düfte hat William C. Agosta sein un-längst auch deutsch erschienenes Buch genannt, in dem er Dufteinflüsse auf das Verhalten und die chemosensori-sche Kommunikation von Menschen und Tieren unter-einander diskutiert. In diesem weiten Feld stehen die Sexuallockstoffe nicht allein, obwohl sie die ersten wissenschaftlich umfassend studierten und von Adolf Butenandt aufgeklärten Substanzen mit einer ausgesprochenen chemosensorisch-biologischen Wirkung waren.

Butenandt, 1903 in Bremerhaven geboren, war 1933 bis 1936 Professor für Organische Chemie an der Technischen Hochschule Danzig. 1936 bis 1944 in Berlin-Dahlem am Kaiser-Willhelm-Institut für Chemie, von 1944 bis 1956 am Max-Planck-Institut in Tübingen und ab 1956 in München tätig. 1939 durfte er den ihm zusammen mit dem Zürcher Organischen Chemiker und Duftforscher Leopold Rzicka verliehenen Nobelpreis nicht annehmen. Dieser war ihm aber nicht für Duftstoffe, sondern für seine Aufklärung der Struktur und Synthese der weiblichen und männlichen Sexualhormone Östron, Pregnandiol, Androsteron, Progesteron und Testosteron zugedacht, und er mußte mit der Inempfangnahme bis nach dem Ende des 2. Weltkrieges warten. Schon in seiner Doktorarbeit bei Adolf Windaus in Göttingen hatte er die Struktur eines pflanzlichen Fischgifts aufgeklärt, des Rotenons, und ab seiner Tübinger Zeit beschäftigte er sich nicht nur mit der chemischen Natur von Viren und mit der Krebsentstehung, sondern vor allem mit Hormonen und Signalstoffen.

1954 und 1955 publizierte er zwei wichtige Arbeiten in der *Naturwissenschaftlichen Rundschau* unter dem gemeinsamen Titel *Über Wirkstoffe des Insektenreiches*. Beiden Arbeiten liegt ein am 1.7.1954 bei der Nobelpreisträgertagung in Lindau mündlich vorgetragener Text zugrunde. Aufsatz I heißt mit Untertitel *Zur hormonalen Regulation der Metamorphose* und behandelt diejenigen Hormone, die Häutung und Verpuppung von Insektenlarven kontrollieren. Aufsatz II ist überschrieben *Zur Kenntnis der Sexuallockstoffe*, und er beschäftigt sich schon vor nunmehr 40 Jahren mit den artspezifischen Lockstoffen, mit denen weibliche Insekten ihren männlichen Partnern Paarungsbereitschaft signalisieren, erwähnt aber auch, daß in den USA schon seit Mitte der 30er Jahre ähnliche Untersuchungen mit dem Schwammspinner-Lockstoff angestellt wurden.

Prinzipiell wichtig an diesen Publikationen ist, daß Butenandt darin den Hormonbegriff erweitert. Während Hormone Wirkstoffe sind, die »nach den Begriffen der klassischen Endokrinologie in besonderen Drüsen erzeugt und von diesen in den Säftestrom des Organismus abgegeben werden und so als chemische Sendboten in kleinsten Konzentrationen an › Erfolgsorganen‹ spezifische Reaktionen auslösen« (Originaltext Butenandts), haben die Sexuallockstoffe eine im Prinzip ganz ähnliche Signalfunktion, wirken aber über den eigenen Organismus hinaus auf andere. Man hat damals für diese »chemischen Sendboten« von einem Organismus zum anderen den Begriff »Ektohormone« geprägt. Zuweilen wird aber auch von »Soziohormonen« gesprochen, weil sie Informationen innerhalb bestimmter sozialer Gefüge vermitteln und damit diese Gemeinschaften intakt und funktionsfähig halten.

Ameisen und Bienen: Der Geruch hält den Staat zusammen

Daß das an sich wenig schöne Wort »Soziohormon« etwas Wahres beschreibt, erörtert Wolfgang Schwenke in einem 1985 veröffentlichten Büchlein: *Ameisen – der duftgelenkte Staat.* Darin wird anregend beschrieben, daß Ameisen ihr »staatliches Leben« so weit entwickelt haben, daß es deutlich menschliche Züge zeigt. Von 10000 Ameisenarten der ganzen Welt gibt es 100 bei uns, und alle kennen Kasten mit einer deutlichen Hierarchie und Arbeitsteilung, sie pflegen einen Sozialparasitismus und können drogensüchtig werden. Unter ihren positiv-menschlichen Zügen ist ihre Vorratswirtschaft unter Nutzung von fäulnis- und keimhemmenden Wirkstoffen zu nennen. Dazu treiben sie Viehzucht (von Blattläusen, um sie zu »melken«) in eigenen Ställen, die sie innerhalb ihrer Bauten oder in deren Nähe anlegen. Und das alles bewerkstelligen sie mittels »duftiger und schmackhafter Informationen«.

Von den zahlreichen chemosensorischen Informationen, die sie austauschen, sei nur der Trick mit dem »Gelee royale« (Königin-Gelee) erwähnt, mit dem teilweise die Größe des Volkes reguliert werden kann. Arbeitsameisen füttern nämlich heranwachsende Larven entweder aus ihrem Kropf oder aber mit dem Sekret einer besonderen Drüse. Im ersten Fall wachsen Arbeiterinnen heran, die fleißig, aber nicht fortpflanzungsfähig sind, im zweiten erhalten die Larven eben das Königin-Gelee und werden zu jungen Königinnen, die nach einem Hochzeitsflug für ihr ganzes Leben allein zur Eiablage und damit zur Fortpflanzung befähigt sind. Daß die Königinnen und damit die Anzahl der Ameisen im Volk nicht überhandnehmen, wird olfaktorisch reguliert: Wenn die alte Königin anwesend und aktiv ist, vermittelt sie einen hemmenden Duft, der die Absonderung und den Einsatz des Königin-Gelees durch die Arbeiterinnen verhindert. Nur wenn die Königin alt geworden ist oder aus einem anderen Grund ausfällt, erwachsen ihr also Nachfolgerinnen. Mit dem Duft ihres inhibierenden Pheromons hat es die regierende Königin in der Hand, lästige Konkurrenz nicht heranwachsen und ihr Volk nicht über die verfügbaren Nahrungsressourcen hinaus zu zahlreich werden zu lassen.

Ameisenforscher unterscheiden verhaltensphysiologisch eine Vielzahl von Düften im Ameisenreich, die sich im wesentlichen aber in drei physiologische Kategorien einteilen lassen: *Art-*, *Volk-* und *Königinduft*. Hinzu kommen noch olfaktorische Signale für besondere Situationen, wie *Alarmpheromone* und *Schreckstoffe*. Der Volkduft, auch als Nestduft bezeichnet, hat mit dem Artduft gemeinsam, daß alle Angehörigen der gleichen Art und des gleichen Baus diese beiden Düfte gleich stark ausdünsten sollen, unabhängig davon, ob sie sich zu Hause im Bau oder »im Außendienst« befinden. Auf diese Weise ist überall eine gute Erkennung untereinander möglich. Auch über den Königinduft verfügen offensichtlich alle zu einer Königin gehörenden Tiere, aber eben in stark unterschiedlicher Intensität: Die Königin duftet am stärksten, so daß in ihrer Nähe ein Duftmaximum zu finden ist. Dagegen finden sich nur Spuren dieses Königindufts bei denjenigen Tieren, die sozusagen als Außendienstmitarbeiterinnen den Bau verlassen und über Ameisenstraßen weite Wege zurücklegen, um Nahrung oder Baumaterial zu sammeln. Der Duft der Königin schwankt – wie schon erwähnt – in seiner Intensität, und zwar nicht nur, wenn die Königin am Absterben ist, sondern auch im Alltag abhängig von ihrem Ernährungszustand (s.unten), ihrer Müdigkeit usw. Für ihre Staatsangehörigen stellt er gewissermaßen das Hofbulletin dar, das über die königliche Befindlichkeit laufend informiert.

Die für die Fortpflanzung wichtigen Sexuallockstoffe sind für Ameisen und Bienen noch nicht so gut untersucht wie das Bombykol der Seidenspinner.

Von jungen Bienenköniginnen, die wie die Ameisenköniginnen nach ihrem Hochzeitsflug eigene Staaten bzw. Völker gründen, weiß man, daß zur Zeit ihrer Hochzeitsvorbereitungen ihrem Hinterleib ein aromatischer Duft entströmt, der dem »Sterzelduft« der Arbeiterinnen ähnelt, aber stärker ist. Dieser »königliche Sterzelduft«, auch »Queen substance« genannt, chemisch 9-Oxo-trans-2-decensäure, ist auch für Menschennasen gut wahrnehmbar. Kaissling und Renner konnten 1968 auf den Antennen aller drei Kasten der Völker von »Apis mellifica«, nämlich Königin, Arbeiterin und Drohne, elektrophysiologisch zwei Arten von Riechzellen für diese Bienenpheromone identifizieren: ein Typ ist auf Queen substance, der andere auf den Sterzelduft der Arbeiterinnen spezialisiert.

Bei den Ameisen spielt neben diesen olfaktorischen Informationen aber auch der Geschmack eine Rolle. Wie alle Insekten tragen sie die Geschmacksknospen teilweise im Kopfbereich, hauptsächlich aber auf den Füßen, so daß sie sozusagen »durch Hineintappen« in eine Flüssigkeit feststellen können, ob sie angenehm oder aversiv schmeckt. Da die Nachwuchsproduktion mit Eierlegen die Königin so beschäftigt, daß sie praktisch immobilisiert sich kaum bewegen kann, ist sie auf Fütterung durch die Arbeiterinnen angewiesen. Überraschenderweise können diese der Königin über die Menge des Nahrungsangebots signalisieren, ob sie mehr oder weniger Eier legen soll: Knappe Nahrung bedeutet für die Königin Einschränkung der Eiablage. Daneben sollen aber auch Geschmacksreize eingesetzt werden können. So wie der Imker oder auch der erfahrene Honigesser am Geschmack des Honigs dessen Herkunft feststellen kann – von einer Waldwiese oder aus einem Moor usw. – sollen auch die Ameisen Geschmackssignale setzen können, indem sie Nahrung unterschiedlicher Herkunft verfüttern. Unklar ist allerdings, ob es sich dabei wirklich um Geschmacks- oder auch um Geruchsempfindungen handelt; beim Menschen ist der Geschmack eines Honigs mit Sicherheit stark geprägt von den olfaktorischen Empfindungen des choanalen Riechens beim Honigverzehr.

Sexuallockstoffe: die Pheromone

Nach diesem Exkurs zu Ameisen, Bienen und anderen staatenbildenden Tierfamilien ist festzuhalten, daß das Wort »Soziohormon« den Sachverhalt sehr klar trifft! Jedoch wurden die Bezeichnungen »Ekto-« und »Soziohormon« bald ersetzt durch das Wort »Pheromon« (zusammengesetzt aus dem Griechischen pherein = tragen und Hormon = Botenstoff). Butenandt hat 1959 – nach Vorversuchen 1939/40 – zusammen mit seinen Mitarbeitern Rüdiger Beckmann, Dankwart Stamm und Erich Hecker das Bombykol als Sexuallockstoff des weiblichen Seidenspinners (Bombyx mori) erstmals rein dargestellt und seine Konstitution aufgeklärt. Sie schreiben in ihrer Arbeit in der *Zeitschrift für Naturforschung:*

Als Ausgangsmaterial standen 500000 Duftdrüsen (1939 waren es nur 7000) aus dem Jahr 1957 zur Verfügung, die nach Homogenisieren, Lyophilisieren und Extraktion mit Äthanol/Äther (3:1) etwa 280 g Rohextrakt lieferten. Die weitere, im Prinzip schon früher beschriebenen Aufarbeitung des Rohextraktes führte zu 28,2 g an unverseifbaren Anteilen, die von Sterinen weitgehend befreit und mit Bernsteinsäureanhydrid umgesetzt wurden. Die weitere Einengung ergab 3,4 g einer Alkoholfraktion, aus der drei weitere Fraktionen isoliert werden konnten: A mit 650, B mit 500 und C mit 200 mg Gewicht, und aus Fraktion B konnten in weiteren aufwendigen Verfahren 6 mg des Sexuallockstoffes Bombykol (seines in blättchenförmigen Rosetten kristallisierenden 4'-Nitroazobenzol-carbonsäure-(4)-esters) gewonnen werden.

Weitere Pionierarbeit hat dann seit 1964 die von dem Butenandt-Schüler Dietrich Schneider begründete verhaltensphysiologische Schule geleistet. Am Max-Planck-Institut Seewiesen bei Starnberg, an dem auch Konrad Lorenz bis 1973 arbeitete, wurde Bombykol neben anderen Pheromonen über Jahrzehnte bis heute systematisch untersucht, indem kleinste, aber gut definierte Veränderungen an den Pheromonmolekülen vorgenommen wurden. Die so gewonnenen Abkömmlinge wurden auf ihre biologischen Wirkungen untersucht und diese mit denen der »Ursubstanz« Bombykol verglichen. Daraus erhielt man ein fundiertes Verständnis für die Bedeutung der chemischen Konstitution für biologische Effekte. Vor allem wurde die überaus hohe Spezifität der jeweils arteigenen Pheromone, also die extreme Spezialisierung der jeweiligen Sensoren für die arteigenen Pheromone bestätigt: Schon geringe Änderungen am Molekül ließen die Wirkung um Zehnerpotenzen absinken.

Zum besseren Verständnis sei nochmals an den normalen Ablauf der Bombykolmechanismen erinnert: Paarungsbereite Bombyx-Weibchen scheiden aus zwei Drüsen links und rechts am Hinterleib, den Sacculi laterales, Bombykol ab, das der Wind über weite Entfernungen forttragen kann. Trifft nur ein einziges Bombykolmolekül auf die mit Sensillen besetzten, »Antennen« genannten Fühler eines Männchens, soll dies nach Berechnungen ausreichen, um es in Erregung zu versetzen. Es versucht sogleich, sich der Duftquelle, also dem Weibchen, zu nähern, was von dem Zürcher Psychiater Auguste Forel bereits um 1900 verhaltensphysiologisch untersucht wurde (Abb. 23). Auch in diesem Falle bewegen sich die Tiere dem Konzentrationsgradienten des Bombykols entlang aufwärts (vgl. Kap. 1). Weitere frühe Hinweise veröffentlichte J. H. Fabre 1914 in seinem Buch *Bilder aus der Insektenwelt,* worin er über den *Hochzeitsflug der*

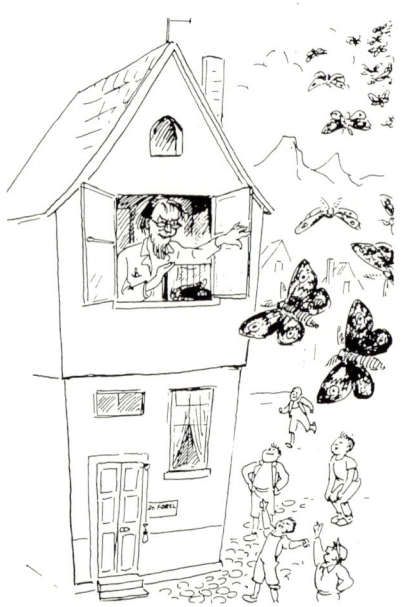

Abb. 23. Egelhaaf, ein früherer Laborkollege Dietrich Schneiders, karikierte um 1950 einen Demonstrationsversuch des Zürcher Psychiaters Auguste Forel (1848–1931) mit einem paarungsbereiten wilden Seidenspinnerweibchen (Bombyx mori): Er hält das Tier in einem Käfig aus dem Fenster seines Labors, und es lockt hunderte von männlichen Schwärmern an, sehr zur Freude aller Kinder seiner Nachbarschaft. Forel beschrieb dieses Phänomen 1910 und betont, daß diese Nachtschwärmer schon damals normalerweise nie in Städten zu sehen waren und daß sie offensichtlich über große Entfernungen angelockt sein mußten. Forel zog sich übrigens von seinem psychiatrischen Lehrstuhl zurück, sobald er konnte, um sich voll seiner geliebten Insektenforschung zu widmen. Dabei entdeckte und klassifizierte er 3500 neue Ameisenarten!

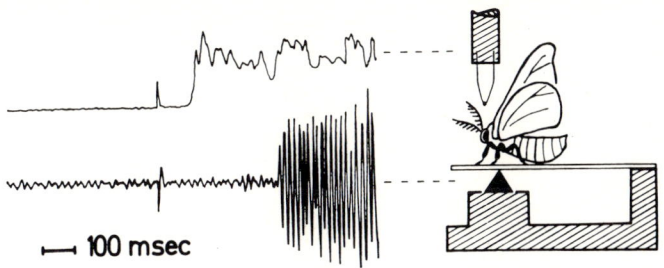

Abb. 24. Schwirr-Reaktion eines männlichen Seidenspinners Bombyx mori auf das weibliche Pheromon Bombykol. Ein Seidenspinnermännchen ist mit Klebstoff auf dem Tonabnehmer eines Plattenspielers befestigt, über den sein Flügelschwirren registriert wird *(untere Spur)*. Oberhalb der Fühler (Antennen) des Tieres ist ein Thermistor befestigt, ein temperaturabhängiger Widerstand. Wird Bombykol auf die Antennen geblasen, registriert dieser die damit einhergehende Abkühlung *(obere Spur)*. Man sieht in beiden Spuren Zacken, die als mechanische Artefakte den Beginn des Anblasens markieren. Etwa 100 ms später steigt die obere Kurve aufgrund der Abkühlung an, und mit einer Verzögerung von weiteren 250–300 ms schwirrt der Spinner, um sich dem vermeintlichen Weibchen zu nähern.

Nachtpfauenaugen (Saturnia pyri), Aus dem Liebesleben des Eichenspinners (Lariocampa quercus) und über den *Duft- und Geruchssinn der Insekten* berichtet. Er stellt darin fest, daß ein einzelnes Weibchen des Nachtpfauenauges, unter einer Drahtglocke am offenen Fenster gehalten, jeweils in der Zeit von 20 bis 22 Uhr innerhalb von 8 Tagen insgesamt 150 Männchen (teils kilometerweit) anlockte.

Zur objektiven Prüfung der Pheromonwirkung gibt es im Prinzip zwei Möglichkeiten: einmal die verhaltensphysiologische, die analog den Feststellungen von Forel und Fabre die sogenannte Schwirr-Reaktion benutzt (Abb. 24), und zum anderen verschiedene elektrophysiologische Methoden. Die Prinzipien des elektrophysiologischen Vorgehens sind in Abb. 25a,b am Elektroan-

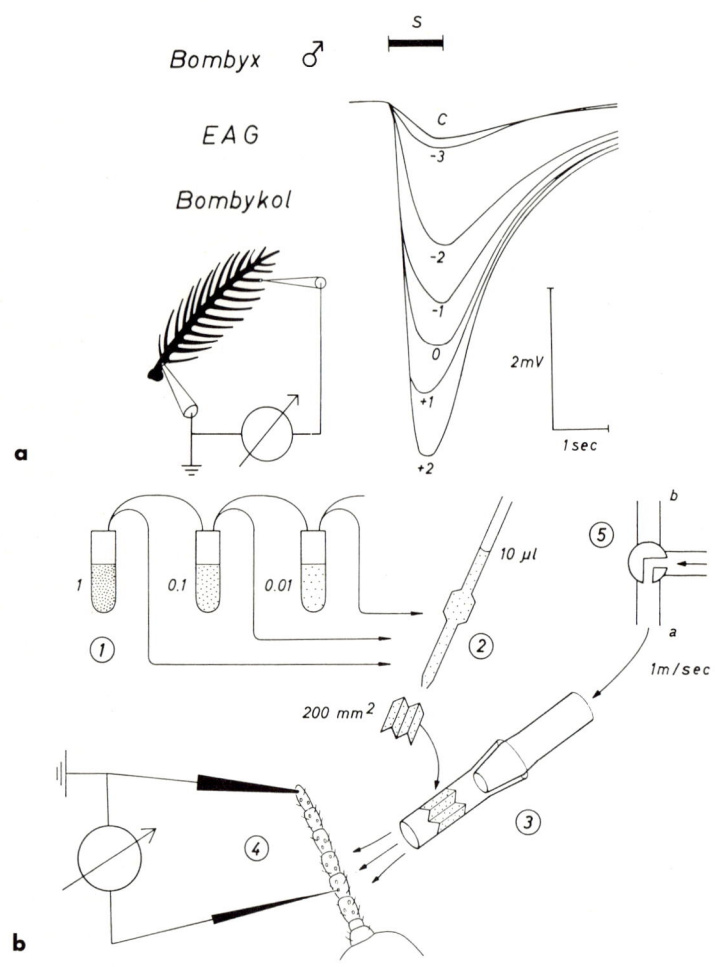

Abb. 25 a,b. Registrierung des Elektroantennogramms EAG und Anwendung des EAG zur Olfaktometrie. **a** Eine Bombyxantenne ist isoliert und zwischen Elektroden so eingespannt, daß das Summenaktionspotential des EAG über ein geeignetes Registriersystem (Kathodenstrahloszilloskop o.ä.) abgebildet wird. Die EAG-Amplituden *rechts* sind deutlich von der Konzentration des einwirkenden Bombykols abhängig: Die mit *C* markierte schwache Auslenkung ganz oben (sie ist kleiner als 1 mV) stammt von einem reinen »Kontroll-Luftpuff« ganz ohne Bombykol, gibt also nur die Antwort auf den mechanischen Impuls dieses Luftstoßes wieder. Die Einwirkungsdauer dieser und aller übrigen Reize ist durch den schwarzen Balken *S* ganz oben markiert. Die Zahlen -3 bis +2 bedeuten die dekadischen Logarithmen der einwirkenden Bombykolkonzentrationen, also jeweils Zehnerpotenzen: 2 (10^{-2}) µg ist um den Faktor 10 größer als -3 (10^{-3}) µg usw., und das Anwachsen der EAG-Amplituden von etwa 0,14 mV (bei -3) auf 4,45 (bei +2) ist deutlich zu erkennen. Die 0,14 mV bei der Bombykolkonzentration -3, also 10^{-3} µg, stellen eine ganz knapp überschwellige Reaktion dar; eine nur geringfügige Reduktion der Bombykolkonzentration würde das EAG auf den Verlauf der Kontrolle C zurückfallen lassen. **b** Wie die unterschiedlichen Reizintensitäten hergestellt werden können, ist in *(1)* zu sehen: Eine bestimmte Menge des Riechstoffs bzw. des Pheromons wird in einer leicht flüchtigen Flüssigkeit gelöst. Die Lösung kann definiert weiterverdünnt werden, z.B. von der Konzentrationsstufe 1 nach 0,1, dann nach 0,01 usw. *(2)* Eine bestimmte Menge (10 µl) wird auf einem Filterpapierchen definierter Größe (200 mm^2) in ein Glasröhrchen *(3)* verbracht. Wird dieses nach Trocknung des Lösungsmittels mit reinen Luftpulsen definierter Geschwindigkeit (hier 1m/s) durchströmt *(5)*, gelangen Riechstoffmoleküle auf die Antenne *(4)*. Das Gewicht des zur Antenne gelangten Riechstoffs erhält man durch Feinwägung des Papierchens vor und nach jedem Luftstoß. Das Meßinstrument links zeigt das EAG, also die biologische Antwort an.

tennogramm (und weiter den Aktionspotentialen der aus den Antennen männlicher Schmetterlinge herausführenden Nerven) veranschaulicht. Das Elektroantennogramm (EAG) ist ein dem Elektro-Olfaktogramm des Menschen und aller Wirbeltiere vergleichbares »Summenaktionspotential«: Das Elektro-Olfaktogramm wurde 1937 erstmals von den Japanern Hosoya und Yoshida am Hund aufgefunden und seit 1954 von D. Ottoson in Stockholm, S.F. Takagi in Japan sowie inzwischen vielen anderen, an Frosch, Kaninchen usw. ausgiebig untersucht. Zu seiner Gewinnung bringt man eine relativ große »Ableiteelektrode« an das Riechepithel (was beim Menschen verständlicherweise schwierig ist und uns nur in heroischen Selbstversuchen gelang!) und leitet gegen eine irgendwo der Körperoberfläche, meist der Gesichtshaut, aufgelegte »Bezugselektrode« ab. Man erhält so ein Summenaktionspotential, in dem die Aktivitäten vieler Sensoren bzw. der von ihnen zum ZNS ziehenden Nervenfasern enthalten sind. Will man dagegen die Aktivitäten *einzelner* Sensoren erfassen, muß man eine Mikroelektrode z.B. in den Schaft einer Sensille einstechen und erhält so die Einzelaktionspotentiale (Spikes) einer der Nervenfasern.

Nachdem Pheromone in großem Maßstab voll- oder teilsynthetisch hergestellt werden können, setzt man sie zur ökologisch schonenden Schädlingsbekämpfung ein. Will bzw. muß man etwa den Borkenkäfer oder den Traubenwickler daran hindern, Wälder oder Weinberge kahlzufressen, hemmt man primär ihre exzessive Vermehrung. Das geschieht recht einfach und völlig pestizidfrei, wenn man das hochspezifische Pheromon der jeweiligen Gattung zu ihrer Paarungszeit in relativ hohen Konzentrationen über sog. Duftfallen ausbringt. Eine einzige Duftfalle pro Wald oder Weinberg genügt, um die männlichen Insekten voll zu verwirren: Sie werden von den falschen Pheromonquellen so angezogen, daß sie keine

Weibchen mehr finden, und die Vermehrung unterbleibt mangels Kontakt- und Paarungsmöglichkeiten.

Aber die Wirkungsmöglichkeiten von Pheromonen sind viel breiter, als sich in diesen wenigen Beispielen zeigen ließ. Über das Insektenreich hinausgehend fand man insbesondere bei Nagetieren, aber auch bei Hunden und Kühen soziale Duftwirkungen. Der sogenannte Bruce-Effekt bei Nagetieren erscheint besonders interessant. Bei Mäusen und Ratten ist gesichert, daß ihre Männchen mit dem Duft ihrer Sexualhormone Androstenon, Androsteron und Testosteron in geschlechtsreifen Weibchen das »Östrus« genannte Verhalten auslösen können, das Erwartung einer Befruchtung und Aufnahmebereitschaft für ein befruchtetes Ei signalisiert. Der Östrus löst den Eisprung (die Ovulation) im Eierstock aus und führt so zu einer ergiebigen Drüsensekretion im Bereich von Gebärmutter und Scheide des weiblichen Tieres. Der Bruce-Effekt bewirkt genau das Gegenteil, er blockiert nämlich den Eintritt einer Schwangerschaft. Vor allem in England und in Indien wurde gezeigt, daß eine Empfängnis bei Mäuseweibchen trotz Erfüllung aller biologischen Voraussetzungen dann unterbleibt, wenn sie nach der Kopulation von ihrem männlichen Partner entfernt und mit einem anderen zusammengebracht werden. Züchter von Rindern oder Schafen berichten von ähnlichen Effekten auch bei Wiederkäuern. Beim Menschen ist die Internatsamenorrhöe wissenschaftlich gesichert: Leben Menschen weiblichen Geschlechts auf engem Raum zusammen, wie Internatsschülerinnen, Nonnen, Sportlerinnen oder auch Soldatinnen, dann gibt es häufig Störungen des Menstruationszyklus bis hin zur vollständigen Amenorrhöe, die eine Schwangerschaft (meist!) verhindert. Kommt es nicht zur Amenorrhöe, ist häufig eine Synchronisation des Zyklus bei den Bewohnerinnen des gleichen Zimmers zu beobachten: Die anfangs zeitlich weit auseinanderliegenden Regelblutungen werden beim Zusammenleben auf engstem Raum so »gleichgeschaltet«, daß alle »room mates« innerhalb nur weniger Tage oder gar Stunden praktisch gleichzeitig menstruieren. Vermutungen, daß diese Synchronisation über pheromonartige Stoffe im Schweiß einer dominierenden Mitbewohnerin vermittelt werden, konnten noch nicht bestätigt werden. Während nämlich die chemische Zusammensetzung der Pheromone bei Insekten und z.T. auch bei Nagetieren aufgeklärt werden konnte, stehen bei den meisten höheren Wirbeltieren und vor allem beim Menschen nicht nur die Strukturaufklärung, sondern bereits die Kenntnis der Funktionen und ihrer Mechanismen offensichtlich noch in weiter Ferne. Beim Menschen ist z.B. noch unklar, ob wirklich Pheromone und olfaktorische Sensoren beteiligt sind oder ob nicht psychische Einflüsse eine größere Rolle spielen, die über das Limbische System auf den Hypothalamus einwirken und die Ausschüttung der Geschlechtshormone beeinflussen.

So werden menschliche Pheromone zwar vermutet, aber unsere Erkenntnisse sind schütter. Bei den Geruchsqualitäten und auch bei der Hedonik wurde bereits erwähnt, daß menschliche Sexualhormone moschusartig riechen und daß manche Frauen zum Zeitpunkt ihres Eisprungs eine deutliche Schwellenabsenkung für moschusartige Gerüche zeigen. Die naheliegende Vermutung, daß Frauen zum Zeitpunkt der Ovulation den Moschusgeruch und seinen Träger besonders attraktiv finden, hat sich aber nicht bestätigen lassen, zum Teil auch, weil der experimentelle Ansatz zu kompliziert wäre. Dagegen ist nach psychophysischen Hedonikbestimmungen der Moschusgeruch für die meisten Männer unangenehm bis ekelhaft. Sicherlich mit erheblicher Streubreite behaftete Hochrechnungen sprechen von 60 bis 85 % der mitteleuropäischen Bevölkerung. Die verbleibenden 15 bis

40 % Männer bei uns, die Moschus als neutral bis sogar angenehm empfinden, werden sogar spekulativ als derjenige Teil der männlichen Bevölkerung diskutiert, der sich mehr von anderen Männern als von Frauen angezogen fühlt. Aber auch in dieser Hinsicht fehlt es an wissenschaftlich gesicherten Unterlagen.

Dagegen kann an Bewertungsunterschieden zwischen Mann und Frau kein Zweifel sein, und diese hatten sogar einmal praktische Konsequenzen. Ein im Hinblick auf die weiblichen Duftpräferenzen kreiertes Parfüm mit stärkerem Moschusgeruch wurde von Frauen sehr gerne gekauft und aufgelegt. Da es außerdem sehr teuer war, war die Verwunderung der Trägerinnen groß, wenn sie von ihren männlichen Partnern nicht nur als wenig attraktiv empfunden, sondern manchmal sogar brüsk gefragt wurden, wonach sie denn wohl so abscheulich röchen. Darüber wird noch mehr beim »Eigengeruch« des Menschen und der »Parfümierten Welt« zu berichten sein.

▨ Die sogenannte Aromatherapie

Seit Jahrhunderten wird versucht, durch das Einatmen wohlriechender oder auch berauschender Düfte menschliches Verhalten zu beeinflussen (Rauchopfer, Pythia, Weihrauch usw.). Daneben wurden den Düften auch Heilwirkungen zugeschrieben, z.B. sollte Terpentinölduft gegen die Zuckerkrankheit (Diabetes mellitus) im Säuglingsalter oder Räuchern mit Schwefel gegen die Pest helfen. Mit dem aus Schwefel beim Räuchern entstehenden hochgiftigen Schwefeldioxid SO_2 kann man zwar Krankheitserreger töten, aber auch den Patienten schädigen! Man muß vor einer womöglich auch heute noch erwogenen Anwendung warnen, vor allem, wenn es um derart gefährliche Krankheiten geht. Dagegen braucht man die sogenannte »Aromatherapie« und die »Bach-Blütentherapie« nicht ganz so streng zu sehen, wenn sie auf unspezifische oder ergänzende therapeutische Wirkungen beschränkt bleiben.

Der Begriff Aromatherapie wurde 1928 von dem französischen Chemiker Rene Morris Gattefosse eingeführt. Dieser hatte in zahlreichen Selbstexperimenten die für ihn wohltuenden und sogar heilenden Einflüsse von Duftstoffen kennengelernt. Seine Arbeiten wurden 1977 von dem englischen Heilpraktiker Robert B. Tisserant aufgegriffen. Tisserant veröffentlichte in zahlreichen Arbeiten Gebrauchsanweisungen, die die Grundlage der heutigen Aromatherapie darstellen. Verwandt werden vorwiegend ätherische Pflanzenöle, also Extrakte aus Pflanzen, die aromatische Duftwirkungen entfalten und in der Parfümindustrie viel benutzt werden (vgl. S. 145). Der Name *ätherische Pflanzenöle* weist einerseits auf die Herkunft hin, andererseits darauf, daß die Duftstoffe aus den Pflanzenextrakten meist ätherlöslich sind und daher mit Äther ausgeschüttelt und konzentriert werden (vgl. den Arbeitsgang bei der Bombykoldarstellung durch Butenandt, S. 114). Für den Laien weckt die Bezeichnung ätherische Pflanzenöle aber wohl vornehmlich zweierlei Assoziationen:

■ Daß aus den sicher ausgesucht guten Pflanzen nur etwas Positives kommen kann, und
■ daß ätherisch möglicherweise etwas mit dem sogenannten Weltäther oder mit ätherischen Wesen, also etwa mit Engeln, zu tun haben könnte.

So werden der Aromatherapie nicht nur zahllose organisch-medizinische, sondern insbesondere psychotherapeutische Effekte zugeschrieben:

■ Geranien- und Rosenöl soll helfen, »seelischen Schmerz loszulassen«,

■ Kamillenöl läßt angeblich das eigene Schicksal besser annehmen.

Die Anwendung dieser Pflanzenöle ist unterschiedlich: Für die Aromatherapie werden hauptsächlich die Inhalation und die »enterale« Einnahme durch den Mund empfohlen. Beim Schlucken gelangen die ätherischen Öle wie jede andere Medizin in das Blut und werden dann langsam im ganzen Körper verteilt. Bei der Inhalation dagegen wird den Düften ein sofortiger, direkter Einfluß auf das Gehirn über die Nervenendigungen in der Nase zugeschrieben. Angegeben wird, daß nach einer solchen Inhalation relativ rasch Änderungen der Pulsfrequenz, des Blutdrucks und der Atemtiefe zu beobachten seien, und in diesem Zusammenhang ist auch die Einreibung aromatisch duftender Salben und Essenzen durch die Haut zu sehen: Sie scheint beide Möglichkeiten zu kombinieren. 1973 gibt Paolo Rovesti, Professor an der Universität Mailand, die Anweisung, ein bis drei Tropfen des Öles auf ein Stück Zucker zu tun und dieses im Mund zergehen zu lassen. Auf dies Weise wird das Öl teilweise inhaliert und gelangt über die Choanen auf die Riechregion, während der Rest über den Verdauungskanal zur Resorption kommt. Rovesti empfiehlt auch, Sprays mit aromatischen Aerosolen im ganzen Zimmer zu versprühen. Gleichzeitig macht er auch präzise Angaben, welche Substanzen, auf diese Weise eingenommen, zur Lösung von Angstzuständen führen können, nämlich Bergamottöl, Limone, Lavendel, Majoran, Veilchenblätter, Rosen, Zypressen u.a., während Zitrone, Orange, Jasmin, »Ylang-Ylang«, Sandelholz u.a. gegen Depressionen helfen sollen.

Man kann ätherische Öle aber auch durch die Haut einmassieren, wobei die Befolgung bestimmter »Energiemeridiane« an die Akupunktur erinnert. Daß allein durch die körperliche und seelische Ruhe während des Einmassierens von eigener Hand oder noch besser durch andere psychische Entspannung erreicht werden kann, konnten wir anhand objektivierbarer EEG-Veränderungen bei Anhängern bestimmter Meditationsformen nachweisen, aber auch bei Menschen, die gewohnt sind, sich ins Gebet zu versenken. Das Ergebnis unserer Untersuchungen von 1973 war im Grunde, daß das kostenlose Beten die gleichen EEG-Veränderungen bewirkte und offensichtlich auch genauso hilfreich war wie das Meditieren in Gruppen, deren Mitglieder ziemlich viel Geld für die Teilnahme zu zahlen hatten und haben.

Insofern kann den Behauptungen der Anhänger der Aromatherapie nicht widersprochen werden, daß das Einmassieren der aromatischen Essenzen oder auch die Einnahme in Tropfenform relativ rasch psychische Spannungen, Ängste und vielleicht sogar Depressionen bessern kann. Wenn aber behauptet wird, wie leider manchmal zu hören, daß bestimmte Aromaformen auch gegen schlimme organische Krankheiten, sogar gegen Krebs u.ä. helfen sollen, dann liegt diese Behauptung zumindest am Rande der Kriminalität, wenn dadurch wertvolle Behandlungszeit mit anerkannten, wirksamen Methoden der Krebstherapie verloren geht. Es mag vielleicht den einen oder anderen begeisterten Anhänger der Aromatherapie verletzen, wenn hier festgestellt werden muß, daß deren Behauptungen über einen »spirituell transformierenden Wandel« durch den Duft »feinstofflicher Öle« leider völlig einer wissenschaftlich belegbaren Grundlage entbehren. Die Kosten für eine aromatherapeutische Behandlung liegen heute zwischen etwa DM 60,- und DM 150,-.

Erwähnt werden muß in diesem Zusammenhang auch die sogenannte Bach-Blütentherapie, bei der viele zunächst daran denken, daß es sich um duftende Blüten handle, die an einem Bach wachsen und dann eingenommen werden. In Wirklichkeit wurde diese Therapie von dem 1936 verstorbenen englischen Homöopathen Edward Bach entwickelt, der sie nicht nur als segensreich bei psychischen und psychosomatischen Störungen, sondern auch wiederum als Allheilmittel gegen körperliche Erkrankungen anpries. Die Kosten dieser Bach-Blütentherapie dürften geringer sein als die der Aromatherapie.

Bach wollte mit wäßrigen Auszügen aus 38 »inneren« und »äußeren« Blüten von Blumen, Bäumen und Sträuchern »negative Gedanken und Gefühle« in »Harmonie« bringen. Die inneren werden in 12 Schienen zu je drei Blüten eingeteilt, dazu kommen 5 Gruppen von äußeren Blüten. Die Wasserauszüge sind keine pharmakologischen Wirkstoffextrakte, sondern ähneln homöopathischen Verdünnungen. Zur Übertragung ihres »Energiemusters auf das Trägermedium« werden die Pflanzenteile nach rituellen Vorschriften für nur kurze Zeit in Wasser eingelegt, damit dieses mit »feinstofflicher Pflanzenenergie« angereichert werde. Dies Wasser ist dann von den Heilungsuchenden tropfenweise einzunehmen. Die Tropfen helfen angeblich schon, wenn man sie nur am Körper trägt oder neben das Bett stellt. Es gibt kaum eine psychische Störung oder Charakterschwäche, die nicht auf der Liste der Bach-Blütenindikationen zu finden ist: Arroganz, Intoleranz und Klatsch- und Kritiksucht werden ebenso genannt wie Eifersucht, Mißtrauen und Neid. Sogenannte »rescue drops« aus 5 Pflanzen sollen Notfälle (Ohnmacht, Panik, Schock) verhindern, wenn sie rechtzeitig eingenommen oder zumindest am Herzen getragen werden. Eine wissenschaftlich fundierte Methode, deren Wirkungen einer Nachprüfung standhalten, ist die Bach-Blütentherapie sicher nicht, doch mag jemand, der die Blütenextrakte guten Glaubens einnimmt, tatsächlich Linderung mancher psychischer Beschwerden verspüren.

Daß es schwerfällt, Aroma- und Bach-Blütentherapie wissenschaftlich ernst zu nehmen, mag schon daraus verstehbar werden, daß »Aromapäpste« wie R. B. und M. Tisserand bis in die jüngste Zeit hinein die molekularen Mechanismen bei sensorischen Primärprozessen des Geruchs ignorieren oder leugnen und konsequent von Molekülschwingungen oder Molekülvibrationen sprechen, die für die aromatherapeutischen Effekte verantwortlich sein sollen. Und noch aus einem anderen Grund ist die Wissenschaft mißtrauisch gegenüber diesen »Therapieformen«: Über die Meinungsverschiedenheiten zu den sensorischen Primärprozessen hinaus betonen ihre Vertreter auch in exzessivem Maße die Bedeutung natürlicher Öle und Pflanzenextrakte und lassen nur diese gelten, während synthetische Stoffe abgelehnt bis verteufelt werden. So schreibt R. B. Tisserand noch 1977:

> »Warum natürliche Öle? Warum nicht irgendetwas anwenden, das gut riecht, egal ob es natürlich oder synthetisch riecht? Die Antwort ist einfach, daß synthetische oder anorganische Stoffe keinerlei 'Lebenskraft' enthalten; ihnen fehlt die Dynamik. ... Alles ist aus chemischen Stoffen aufgebaut, aber organische Substanzen, wie die Pflanzenöle haben eine Struktur, die nur Mutter Natur zusammenfügen kann. Sie haben eine Lebenskraft, einen zusätzlichen Impuls, der eben nur aus Lebewesen bezogen werden kann.«

Wer sich ein bißchen in der Geschichte der Naturwissenschaft umsieht, wird sehr stark an ähnliche, aber längst widerlegte Behauptungen im Mittelalter und in der frühen Neuzeit erinnert: In der Aufklärung des 18. und 19. Jahrhunderts wurde der theologische und philosophische Begriff der Seele durch eine »Lebenskraft« (vis vitalis) ersetzt, und die »Vitalisten« postulierten, daß diese allein die Synthese organischer Substanzen ermöglichen sollte. Bis zur erfolgreichen Synthese der Oxalsäure aus dem anorganischen Zyan (1824) und des Harnstoffs aus Ammonium-Zyanat (1828) durch Friedrich Wöhler war es ja tatsächlich für unmöglich gehalten worden, organisch-chemische Verbindungen zu synthetisieren! Heute kann ein guter Organiker oder Biochemiker aus Erdöl oder anderen Ausgangsmaterialien fast alles herstellen bis zu Dingen mit eindeutiger Lebensfunktion, wie es die synthetisch hergestellten Enzyme belegen. In einem Punkt gibt die moderne Pharmakologie allerdings den Aromatherapeuten recht: Es gibt bestimmte Pflanzenöle und -essenzen, bei denen die Wirkstoffe so in Basissubstanzen eingelagert sind, daß sie eine mildere und teilweise schonendere Wirkung entfalten als die Reinsubstanzen, auch wenn diese in Ölen vergleichbarer Zusammensetzung gelöst werden.

7 Parfümierte Welt

In unserer Zeit, in der alles machbar erscheint, erhebt sich bei der Diskussion unerwünschter oder gar krankhafter Gerüche oder auch unschöner Geschmacksempfindungen sofort die Frage: Wie kann man deren Quellen evtl. schon bei der Reizgebung so beeinflussen, daß sie aversive Eigenschaften verlieren und nur angenehme Empfindungen auslösen? Parfüms und Deodorantien sind dazu seit langem im Gebrauch, und die Kunst des richtigen Parfümierens war schon den alten Ägyptern bekannt (Abb. 26). Darüber gab und gibt es viele gelehrte Abhandlungen.

Bevor aber darauf eingegangen wird, soll zunächst über die einfachere Beeinflussung des Geschmacks berichtet werden.

Geschmacksverstärker und -modifikatoren

Auch die einfachsten Geschmacksverstärker und -modifikatoren sind seit Jahrtausenden bekannt und in Gebrauch, nämlich die Gewürze, die Speisen erst das richtige Aroma geben. Über diese soll hier weniger gesprochen werden als über gewisse Stoffe, die bestimmte Geschmacksqualitäten beeinflussen können, indem sie sie

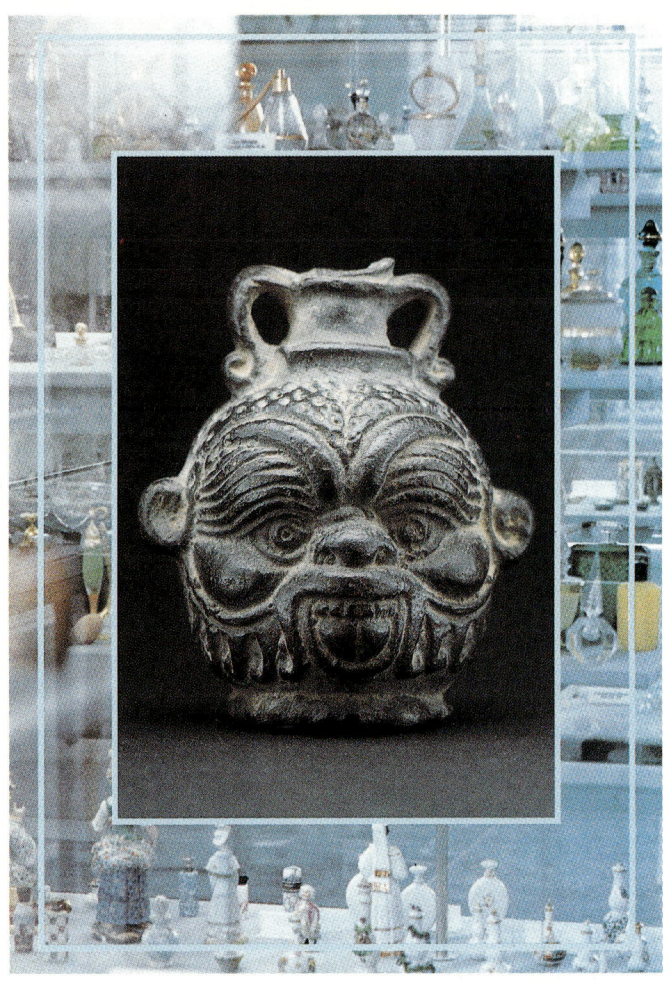

Abb. 26. Ägyptisches Salbgefäß vor dem Hintergrund neuzeitlicher Parfümflakons.

zum Teil ganz aufheben oder sogar in eine andere Qualität wandeln (Geschmackswandler oder -modifikatoren).

Über die geschmacksverstärkende Wirkung des Glutamats (Umami) wurde bereits berichtet (S. 36 f.); sie betrifft in erster Linie nukleinsäurehaltige, also fleischige Lebensmittel. Dazu gehört insbesondere auch die Fleischbrühe, und hier muß an einen jahrzehntelangen Gelehrtenstreit erinnert werden, der gleich nach der Entwicklung des »Fleischextraktes« anhob. Entgegen der landläufigen Anschauung, Justus Liebig in Gießen sei um 1840 der Erfinder des »Extractum carnis« gewesen, gab es schon am Anfang des 19. Jahrhunderts Bestrebungen in der Napoleonischen Armee, mit »Bouillontafeln« die Heeresverpflegung zu verbessern:

> Man legte Fleisch in kaltes Wasser, das erhitzt und abfiltriert wurde. Das Filtrat wurde durch Verdampfen des Lösungsmittels Wasser eingeengt, wobei aus 1 kg Fleisch 31 g Extrakt gewonnen wurden, der dann zu Tafeln gepreßt und den Soldaten als Notverpflegung mitgegeben wurde.

Liebig hat 1847 untersucht, was sich dabei am Fleisch und seinen Extraktivstoffen veränderte, und seither nennt man überall inner- und außerhalb Deutschlands das Verfahren und das Produkt »Liebigs Fleischextrakt«. Mit ihm kann man wohlschmeckende Bouillon herstellen, deren Geschmack aber durch Glutamat noch bedeutend verbessert werden kann. Der oben erwähnte Streit betraf den Nährwert der erwähnten Fleischextrakte: Während die einen, insbesondere die französischen Militärs, behaupteten, die flüssige Fleischbrühe sei ebenso nahrhaft wie das Fleisch selbst, konnte schon Liebig zeigen, daß die geringe Menge an festen Stoffen in der Fleischbrühe fast überhaupt nicht als Energieträger, wohl aber als Geschmacksvermittler wirkt, also als Genußmittel oder Appetizer. Und Glutamat = Umami kann den fleischigen Wohlgeschmack dieses Genußmittels mit seinem hohen Gehalt an Nukleinsäuren noch bedeutend steigern.

Daneben sind schon seit zum Teil Jahrhunderten eine ganze Reihe von Substanzen bekannt, die den Geschmack aufheben, abschwächen oder verändern. So wundert es nicht, daß alle vier Geschmacksqualitäten im allgemeinen komplett aufgehoben sind, wenn Lokalanästhetika auf die Zunge aufgebracht werden. Erstaunlich ist es aber, daß manche dieser Lokalanästhetika, wie Pantocain, nur die Empfindungen bitter, salzig und süß aufheben, während nach Untersuchungen von Von Skramlik ein Rest an Sauerempfindung praktisch immer bestehen bleibt (was aber auch ein trigeminaler Effekt sein kann: gustatorische Sensoren werden schneller ausgeschaltet als trigeminale). Kokain wirkt in dieser Hinsicht ähnlich; an ihm hatte Sigmund Freud die geschmackauslöschende Wirkung entdeckt.

Ebenfalls schon sehr lange bekannt ist der Effekt, den Gymnemablätter auf den Geschmack ausüben. Der süße Geschmack praktisch aller Süßstoffe wird durch die »Gymnemasäure« vollständig aufgehoben, die Qualitäten bitter, salzig und sauer aber bleiben erhalten. Noch spektakulärer erscheint das geschmacksmodifizierende Protein aus der Wunderbeere Synsepalum dulcificum aus Westafrika. Diese etwa olivengroße rote Beere verursacht beim Kauen eine Geschmackskonversion. Die westafrikanischen Eingeborenen wußten seit langem, daß Zitronen dann wie Orangen schmecken! Kurihara konnte schon 1969 ein Glykoproteid mit einem Molekulargewicht von ungefähr 45000 isolieren, das einen Zuckerrest (Arabinose oder Xylose) an seinem Molekül trägt. Dieser kann normalerweise das Mundepithel und die Geschmacksre-

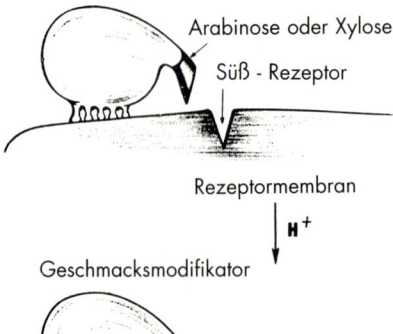

Geschmacksmodifikator

Arabinose oder Xylose

Süß - Rezeptor

Rezeptormembran

H$^+$

Geschmacksmodifikator

Rezeptormembran

Abb. 27. Schema für die süßauslösenden Mechanismen des geschmacksmodifizierenden Proteins Mirakulin.

zeptoren für süß nicht berühren. Wirken jedoch die Protonen der sauer schmeckenden Lösungen auf das Mundepithel ein, dann scheint sich dieses durch Aufquellung etwas dem rüsselartig an dem Glykoproteid sitzenden Zucker zu nähern, so daß dadurch erst eine Kontaktmöglichkeit geschaffen wird (Abb. 27). Alle übrigen Geschmacksqualitäten werden von der Wunderbeere nicht beeinflußt, und wenn der von Kurihara und seinen Mitarbeitern vorgeschlagene Mechanismus zutrifft, dann ist die Geschmackskonversion sauer zu süß einfach darauf zurückzuführen, daß der Zucker des Mirakulinmoleküls erst durch eine protonenbedingte Aufquellung der Mundschleimhaut Kontakt zu den Mikrovilli der Geschmackszellen findet.

Wie riecht der Mensch?

D.M. Stoddart nennt den Menschen einen parfümierten Affen, und Montague stellt 1972 fest: »Charakteristisch für die menschliche Haut ist der offensichtlich völlig nutzlose und überflüssige Reichtum an Talgdrüsen«. Von den nichtmenschlichen Primaten haben nur die Lemuren etwa ebensoviele Talgdrüsen an ihren Haarfollikeln wie der Mensch, und diese Drüsen, manchmal zu »Duftdrüsen« umgewandelt, sind hauptsächlich für den Eigengeruch eines Lebewesens verantwortlich.

Die chemosensorische Identität

Sprichwörtlich weiß man, daß jeder Mensch einen bestimmten Eigengeruch hat, der von anderen emotional und hedonisch getönt aufgenommen, hochgeschätzt oder abgelehnt werden kann. Daß man sagt, »man kann jemanden nicht riechen«, wenn man ihn nicht leiden kann, ist schon betont worden. Und es wurde auch schon auf Adaptation und Habituation hingewiesen, die einen ständig einwirkenden Geruchsreiz der weiteren Wahrnehmung entziehen und so den eigenen Körpergeruch unmerkbar machen. Der Mensch lebt sozusagen in einer Dunstglocke seines eigenen Körpergeruchs, die er immer mit sich herumträgt, ohne dessen gewahr zu werden.

Mit der Behauptung, der Eigengeruch eines Menschen sei ekelhaft für seine Umwelt, wurde schon frühzeitig das Bestreben gefördert, diesen durch Parfüm und Deodorantien nach Möglichkeit zu übertönen oder auszulöschen, ohne Rücksicht darauf, daß damit die chemosensorische Identität verloren geht oder zumindest unmerkbar wird (Abb. 28).

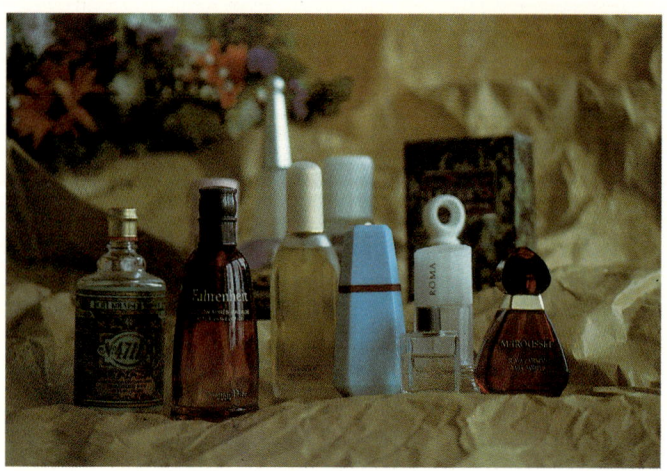

Abb. 28. Parfümflakons aus einem deutschen Haushalt.

Der italienische Soziologe Piero Camporesi bedauert das als eine Verarmung und lobt eine Vergangenheit, in der Geruchsempfindlichkeit und Umwelt unermeßlich vielfältiger gewesen sein sollen als in der Gegenwart (zitiert nach Annick Le Guérer). So schwärmt Camporesi von einer antiken Gesellschaft, in der man materiell wie geistig in den Gerüchen »schwamm« und wo

> »die diffuse Empfänglichkeit für das Duftende, Pikante, Balsamische und Aromatische eine Kultur der Gerüche entstehen ließ. Niemals sind die Nase und die Geruchssinne so sehr wie in der alten Gesellschaft, wo jede Zunft oder Gilde oder jeder Beruf von seinem eigentümlichen aromatischen Kokon umgeben war, untrügliche Instrumente zur sozialen Identifizierung und zum Erkennen der Berufszugehörigkeit gewesen.«

Soziologen teilen Gesellschaften zuweilen auch ein in geruchsfreundliche (odoriphile) und geruchsfeindliche (odoriphobe), und zur letzteren gehört unsere heutige, die sich weniger mit der Deutung als mit der Beherrschung und Ausmerzung olfaktorischer Zeichen abgibt. Natürlich bedingt das heutige enge Zusammenleben vieler Menschen auf knappem Raum eine gewisse zivilisatorische Behandlung und Bändigung olfaktorischer Emissionen, um Friktionen zu vermeiden. Der dänische Architekt Ole P. Fanger (Laboratory of Heating and Air Conditioning, Technical University of Denmark, Lyngby) hat dazu interessante Überlegungen zur »olfaktorischen Verschmutzung« von Wohnräumen durch deren Bewohner geliefert (s. S. 157 ff.).

Aber zunächst zur chemischen und chemosensorischen Identität überhaupt, die für den Eigengeruch verantwortlich ist. Es war wohl der Psychologe Roman Ferstl in Kiel (1986), der den Begriff der »chemosensorischen Identität« des Menschen geprägt hat, nachdem er sich lange und intensiv mit der Verknüpfung immunologischer Erkenntnisse mit den chemischen Sinnen Geruch und Geschmack beschäftigt hat. Der schon länger geläufige Begriff »chemische Identität« stand bei der Namengebung Pate. Dieser bezeichnet den genetisch auf den Chromosomen festgelegten Bauplan der Eiweißkörper eines Organismus und führt über den Bauplan der Rezeptorproteine für Geruchsreize zu olfaktorischen Differenzierungsmöglichkeiten, eben der »chemosensorischen Identität«.

Interessante Hinweise darauf erhielt man vor allem durch die moderne Transplantationsmedizin. Beginnend mit der Entdeckung der Blutgruppen, die erst seit Beginn des 20. Jahrhunderts Bluttransfusionen ungefährlich und heilsam machte, wurden Schritt um Schritt die Immunkörper aufgeklärt, die Gewebe verschiedener Organismen miteinander verträglich oder unverträglich, kompatibel oder imkompatibel machen. Roman Ferstl und Wolfgang Müller-Ruchholtz (1980) entwickelten daraus die chemosensorisch orientierte Disziplin der »Psychoneuroimmunologie«, und ihre Arbeitsgruppe konnte zeigen, daß der Austausch des im Knochenmark angesiedelten hämatopoetischen (blutbildenden) Systems bei einer Knochenmarktransplantation den Eigengeruch des Empfängers verändert. Sie stellen fest: »die grundlegende Fähigkeit des Immunsystems besteht darin, Selbst von Nicht-Selbst zu differenzieren«.

Die Basis dieser Selbst-Fremd-Unterscheidungsfähigkeit bilden die sogenannten Histokompatibilitätsantigene. Es handelt sich dabei um Glykoproteine, aus Eiweiß plus Zucker aufgebaut, die in die Membranen aller Zellen eingelagert sind. Die Bauanleitung für diese Glykoproteine ist in einem Genkomplex auf den Chromosomen festgelegt, der Major histocompatibility complex (MHC) genannt wird. Sein Aminosäurencode bestimmt, welche Aminosäuren für den Aufbau dieser Glykoproteine eingesetzt werden.

Seit Mitte der 80er Jahre konnte in Tierexperimenten nachgewiesen werden, daß genetische Unterschiede dieses MHC mit Unterschieden in den Körper- und Uringerüchen einhergehen. Japanische Wissenschaftler hatten schon Ende der 70er Jahre gezeigt, daß Mäuse darauf trainiert werden können, olfaktorisch zwischen Urinproben von MHC-congenen Tieren zu differenzieren. Als MHC-congene Tiere werden solche bezeichnet, die sich nur in der Ausprägung des MHC unterscheiden, ansonsten aber genetisch identisch sind. 1983 konnten Yamazaki, Beauchamp et al. auch zeigen, daß bereits örtliche Verschiebungen innerhalb des MHC ausreichen, um eine olfaktorische Diskrimination aufzubauen. Diese olfaktorische Diskrimination geht so weit, daß Mäuse bei der Partnerwahl MHC-differente Tiere bevorzugen, wie Züchtungsexperimente zeigten. Nicht nur in diesem Fall hat also der Geruch eine eindeutig verhaltensbestimmende und verhaltenssteuernde Wirkung!

138

Forschergruppen in den USA, Japan und in Deutschland konnten sogar zeigen, daß diese MHC-Erkennung speciesübergreifend funktioniert: In einem automatischen Olfaktometer konnten Ratten darauf trainiert werden, stammespezifische Chemosignale im Urin von Mäusen zu erkennen, und sie konnten damit verschiedene Mäusestämme voneinander unterscheiden.

Mit der Separierung verschiedener Stammessignale sind wir bei einem überaus wichtigen Gebiet, dem der Reviermarkierung. Jedermann weiß, daß z.B. Hunde ihren Urin auf Bäume nicht nur entleeren, weil ihre Blase voll ist, sie grenzen vielmehr mit oft nur ganz wenigen Spritzern ihres Urins das Revier ab, in dem sie sich heimisch fühlen und das sie vielleicht auch zu beherrschen wünschen. Kommt ein anderer Hund daher und schnüffelt an diesen Duftmarken, dann erkennt er an ihnen, ob ein Hund und sogar sehr häufig, welcher Hund vorher schon da gewesen ist. Er kann daraus Verhaltenskonsequenzen ableiten, z.B. daß er sich bemüht, etwa eine läufige Hündin aufzusuchen oder einen konkurrierenden Rüden zu stellen und aus dem von ihm beanspruchten Revier zu vertreiben.

Gerüche und Krankheiten

Schon viele alte Ärzte stellten Diagnosen buchstäblich mit der Nase (Tabelle 7), denn viele Krankheiten sind über Duftspuren nachweisbar, deren eiweißchemische Grundlagen man erst in allerjüngster Zeit aufzuklären vermag.

Einschränkend ist zu dieser Zusammenstellung festzustellen, daß viele dieser Gerüche erst im fortgeschrittenen Krankheitsstadium auftreten, was eine Frühdiagnose

Tabelle 7. Menschliche Krankheiten mit charakteristischen Gerüchen, die zur Diagnose benutzt werden können.

Stoffwechsel und Allgemeines

Diabetes mellitus (Zuckerkrankheit): Geruch wie faulende Äpfel vorwiegend durch Azeton und sonstige »Ketonstoffe« in der Ausatmungsluft.

Gicht (Ablagerung von Salzen der Harnsäure in Gelenk- und Muskelbereichen aufgrund erhöhter Harnsäurekonzentration im Blut = Hyperurikämie): Geruch nach Harn ähnlich wie bei Nierenversagen, aber weniger intensiv.

Hyperhydrose (krankhaft vermehrtes Schwitzen, zuweilen aufgrund von Stoffwechselkrankheiten oder Infektionen wie Tuberkulose, im ersteren Fall oft gemeinsam mit Fettsucht, Schilddrüsenüberfunktion u.ä.): Verstärkter Schweißgeruch, abhängig von der persönlichen Reinlichkeit.

Leberversagen: Ammoniakgeruch der Ausatmungsluft.

Rheumatisches Fieber, rheumatische Krankheiten: »Saurer« Hautgeruch.

Skorbut: Dieser Vitamin-C-Mangel soll einen fauligen Geruch aufweisen, der aber nicht eindeutig zu definieren ist und auf jeden Fall anders ist als der bei Pocken.

Nierenversagen (dadurch werden Harnbestandteile über die Schweißdrüsen ausgeschieden): Geruch nach Harn (gleicher Geruch bei manchen Gerichten aus Schweine- oder Kalbsnieren, vgl. auch Gicht).

Infektionen und geschwürige Geschwülste

Typhus abdominalis (Bauchtyphus): Geruch nach frisch gebackenem Brot.

Scharlach, Tuberkulose: Diese Infektionen sollen charakteristische Gerüche aufweisen, die aber nicht eindeutig definiert werden können.

Empyem (Eiteransammlungen, vor allem in Körperhöhlen, z.B. Pleuraempyem unter dem Rippenfell): Fauliger, aasähnlicher, durchdringender Eitergeruch, der aber je nach Erreger etwas unterschiedlich ausfällt.

Bronchiektasie (Erweiterung der Lungengänge oder Lungenbläschen mit chronischer katarrhalischer Entzündung): Charakteristischer Geruch, je nach Erreger ähnlich dem oder unterschiedlich vom empyematösen Eitergeruch.

Gelbfieber: »Metzgerei-Geruch«.

Tabelle 7. Fortsetzung.

Lungenabszeß, Lungengangrän: Ähnlich wie bei Bronchiektasie, aber durchdringender und übelkeiterregend.

Hautkrebs mit zerfallenden Geschwüren und Osteomyelitis (Knocheneiterung mit offener Verbindung nach außen): Je nach Befall mit unterschiedlichen Eitererregern unterschiedliche, üble Gerüche.

Masern: »Nach frisch gerupften Federn«.

Pest: Nach Apfel.

Pocken: Faulig.

Bei allen eitrigen Infektionen riecht insbesondere der Befall mit Bacterium foetidum oder pyocyaneum charakteristisch.

Infektionen im Hals-, Nasen-, Ohrenbereich

Ozaena (Stinknase): Atrophie der Nasenschleimhaut mit unklarer Ursache; der Zerfall der Nasenschleimhaut führt zur Bildung von Krusten, unter denen übelriechende Sekrete hervorquellen.

Diphtherie: Ekelerregend süßlich.

Tonsillitis (Mandelentzündung): Je nach Erreger mehr oder weniger charakteristische oder einfach nur eitrig-aasartige Gerüche. Ein Sonderfall ist die nach ihren Entdeckern sogenannte Plaut-Vincent-Angina, die durch ein bestimmtes Bakterium (Fusibakterien, fusiforme Symbiose mit »Treponema Vincenti«) ausgelöst wird. Die scharf begrenzten Geschwüre auf den Mandeln zeigen schmierige graugrünliche Beläge mit charakteristischem Geruch. Überraschend ist bei dem schlimmen Aussehen der Mandeln und dem üblen, für die Patienten wegen ihrer Habituation aber unmerkbaren Mißgeruch, wie wenig ihr Allgemeinbefinden beeinträchtigt ist.

Zahn- und Mundkrankheiten

Parodontose (Degeneration des Zahnhalteapparates mit Bildung von Taschen zwischen Zahn und Zahnfleisch, in denen sich Erreger festsetzen und zu Entzündungen führen können): Bei eitrigen Infektionen Geruch je nach den Erregern.

Karies: Zahnärzte berichten, daß sie manchmal kariöse, schlechte Stellen beim Bohren am Fäulnisgeruch erkennen können.

Stomatitis (Entzündung der Mundschleimhäute): Je nach Erreger.

Tabelle 7. Fortsetzung.

Erbliche Stoffwechselkrankheiten

Phenylketonurie (Erbliches Stoffwechselleiden, bei dem die Aminosäure Phenylalanin durch einen Enzymdefekt nicht zu Tyrosin abgebaut werden kann. Die entstehenden Zwischenprodukte (Phenylketone) führen zu Krampfanfällen und schädigen das Gehirn bis zum Schwachsinn): Charakteristischer Modergeruch.

Skrofulose (eigentlich eine bestimmte Form der Hauttuberkulose): Süßlicher Geruch.

Ahornsirup-Krankheit (Valin-Leucin-Isoleucinurie; auch erblicher Schwachsinn genannt. Ein Enzymdefekt, der im frühesten Säuglingsalter zu Störungen insbesondere des Hirnstoffwechsels und damit zu Schwachsinn und Krämpfen führt, daneben Trinkschwäche, Muskelsteifheit u.ä.): Der Harn riecht nach Karamel bzw. Ahornsirup (Maple-Sirup).

Methionin-Malabsorptions-Syndrom: Ähnlich der Ahornsirup-Krankheit ein Enzymdefekt, bei dem die Aufnahme der Aminosäure Methionin aus dem Darm gestört ist, so daß dort α-hydroxy-Buttersäure entsteht. Die Symptome sind denen der Ahornsirupkrankheit sehr ähnlich, der Geruch aber geht vom Malzigen ins Fischige. Bei einem anderen angeborenen Stoffwechselleiden, dem Isovalariansäuresyndrom, dominiert Käsegeruch und beim »Schweißfußgeruch-Syndrom«, einer erblichen Störung des Fettstoffwechsels, werden die im Schweiß übermäßig enthaltenen Fettsäuren durch bakterielle Verunreinigung zersetzt.

Psychische und neurologische Krankheiten

Schizophrenie: »Scharfer, unangenehmer Geruch« (s.unten).

Epilepsie: Vor, während und unmittelbar nach Krampfanfällen sollen die Patienten einen typischen Eiter- oder Camembert-Käsegeruch ausströmen.

Bromhydrosis (sehr ähnlich der Hyperhydrose, s.oben, aber auf neurotischer Grundlage als »stinkende Schweißkrankheit«): Bakterielle Zersetzung übermäßig sezernierten Schweißes bedingt üblen Geruch. Unklar ist, ob ein kausaler Zusammenhang zur Psychopathie besteht oder ob die durch die psychischen Veränderungen eingeschränkte hygienische Sorgfalt zu dem Geruch führt.

142

Tabelle 7. Fortsetzung.

Toxikologie und Rechtsmedizin

Charakteristische Gerüche bei bestimmten *Vergiftungen*, z.B. Arsen, Selen: Knoblauchgeruch.

Höherwertige Alkohole und organische Substanzen (Phenol, Kresol, Lysol usw.): Aromatische bzw. für die genannten Substanzen typische Gerüche.

Lösungsmittel: Tetrachlorkohlenstoff, Benzin, Benzol mit charakteristischem Geruch nach den Substanzen.

Zyanid: Bitterer Mandelgeruch.

Quecksilber oder Blei: »Metallischer« Geruch.

mit Hilfe des Geruchssinns erschwert oder unmöglich macht.

1969 isolierten Kathleen Smith, G. F. Thompson und H. D. Koster einen Stoff, von dem sie annehmen, daß er bei schizophrenen Menschen den eigentümlich scharfen Geruch verursacht (vgl. Tabelle 7), und konnten seine Struktur als »Trans-3-Methyl-2-Hexansäure« aufklären. Zuvor hatten sie Ratten darauf trainiert (konditioniert), diesen Geruch an angereicherten Lösungen zu erkennen, ebenso wie dies Menschen bei den schizophrenen Patienten möglich ist. Diese Lösungen waren aus dem Schweiß von 7 Patienten gewonnen worden, und die Ratten lernten, sie exakt von den 10 Normalproben zu unterscheiden.

▨ Parfüms, Deos und Lotions

Bevor über die seit Jahrtausenden bekannten Methoden der hedonischen Verbesserung von Gerüchen gesprochen wird, sei an die anderen Möglichkeiten der Geruchsmaskierung erinnert: Man kann unliebsame Gerüche ausschalten, indem man einfach andere, meist stärkere einsetzt, die die unerwünschten überdecken. Manche Jäger nutzen das, um sich ihrem Wild olfaktorisch unkenntlich zu machen.

So wird z.B. stinkendes Aas als Köder benutzt. Von südostasiatischen Inselbewohnern wird berichtet, daß sie die Riechempfindungen von Fischen nutzen, nachdem sie herausgefunden hatten, daß jede Fischart einen eigenen artgemäßen Lieblingsgeruch hat. Dieser kann über entsprechende Köder so eingesetzt werden, daß damit eine Auswahl der Beutetiere erzielt wird.

Umgekehrt wird Wild aber eben auch vom Geruch des Jägers vertrieben. In Melanesien und Mikronesien reiben sich die Jäger mit dem Extrakt aus getrockneten Darmdrüsen bestimmter Wildtiere ein oder bestreuen sich mit aromatischen Pudern. Natürlich gibt es keinerlei Untersuchungen, wie weit diese auch heute noch genutzten »Parfüms« tatsächlich das Jagdergebnis verbessern.

Die Duftstoffe

Schon vor 5000 Jahren verwandten die alten Ägypter Pflanzenöle und Harze als »Spezereien«, um sich selbst zu Lebzeiten, aber auch die Mumien ihrer Angehörigen nach dem Tode wohlriechend zu machen. Soviel man trotz aller Geheimhaltung durch die Priesterärzte weiß, wurden nämlich bei der Einbalsamierung teilweise dieselben wohlriechenden Substanzen benutzt wie im Leben, nur daß sie jetzt noch die Aufgabe der Konservierung zusätzlich und – wie wir nach so langer Zeit wissen – vortrefflich erfüllten (allerdings steht für das Gelingen der Mumifizierung die Austrocknung durch Wasserentzug, z.B. einfach im Wüstensand oder durch Einlegen in Bittersalzlösungen über bis zu 70 Tage, im Vordergrund). Fast alle dieser alten und auch der heute benutzten Parfümgrundlagen entstammen dem Pflanzenreich; nur recht wenige Stoffe tierischer Herkunft finden Anwendung.

Für die Parfümherstellung werden heute im einzelnen benutzt:

- natürliche Rohstoffe pflanzlicher Herkunft und tierischer Herkunft,
- naturidentische Rohstoffe und
- synthetische Rohstoffe.

Natürliche Rohstoffe

Davon sind die nutzbaren *Rohstoffe tierischer Herkunft* am wenigsten zahlreich und daher am schnellsten abzuhandeln. Am bekanntesten ist als tierischer Geruchsstoff wohl das Moschus (englisch musk, aus dem Persisch-Griechischen; das Sanskritwort › muschka‹ heißt › Hodensack‹ , mit dem die Moschusbeutel aber nichts zu tun haben). Produziert wird es vom ost- und zentralasiatischen Moschustier, einem kleinen, bis 1 m großen Hirsch, in zwei Bauchbeuteln zwischen Penis und Nabel, die während der Brunst 30–40 g einer braunen, körnigen Masse enthalten. Castoreum (Bibergeil) und Zibet sind ähnliche Substanzen und alle ähnlich teuer. Ambra oder Amber (aus dem Arabischen) ist ein angenehm riechendes, wachsähnliches Stoffwechselprodukt aus dem Darm des Pottwals.

Da diese großen Meeressäuger immer seltener werden, ist auch Ambra immer schwerer erhältlich, doch wird es im Orient trotz des hohen Preises auch zur Geschmacksverbesserung des Tees benutzt: Vornehme Araberinnen führen hasel- bis walnußgroße Ambraklümpchen in oft kunstvollen Döschen mit sich und reiben den

Teelöffel leicht daran, bevor sie den Tee mit dem so imprägnierten Löffel umrühren.

Bibergeil ähnelt etwas dem Moschus, stammt aber von Bibermännchen und -weibchen, die es in Drüsensäkken zwischen After und Geschlechtsteilen speichern, und Zibet (arabisch-romanischer Wortstamm) kommt aus der »Zibetdrüse« der in Afrika, Asien, früher aber auch in Südeuropa heimischen Zibetkatze. Allen genannten tierischen Stoffen mit Ausnahme des Ambra wird ein penetranter, übler Geruch nachgesagt, was aber sicher nur an der Konzentration liegt: Ambra enthält wohl am wenigsten flüchtige Anteile, so daß die Konzentration an der Riechschleimhaut stets niedrig gehalten wird. Von Zibet dagegen ist bekannt, daß es neben Zibeton (9-Cycloheptadecenon) Skatol (3-Methyl-Indol, von griechisch skor, skatos = Kot) enthält, das in hoher Konzentration durchdringend nach Fäkalien, in geringster aber blumig riecht (vgl. Tabelle 4). Skatol ist flüchtiger, so daß es relativ hochkonzentriert in die Nase gelangen kann und dann »stinkt«. Praktisch keine Rolle mehr in der Parfümherstellung spielen die »Bezoare«, das sind »Magensteine«, die in bestimmten Tieren, meist Wiederkäuern, durch beim Fellecken verschluckte Haare entstehen. Sie riechen kaum und wurden früher mehr wegen angeblicher magischer Wirkungen zu Heilzwecken benutzt.

Zu den *natürlichen Pflanzenstoffen* gehören Blüten, Blätter, Stengel, Hölzer, Kräuter, Früchte, Fruchtschalen, Samen, Wurzeln, Nadeln und Zweige, Flechten sowie die daraus (vor allem aber aus Nadelbäumen) gewonnenen Harze und Balsame. Von den letzteren sind Benzoe (arabisch, aus dem Benzoe- oder Styraxbaum in Hinterindien und Malaysia, ursprünglicher Rohstoff auch für Wundbenzin, das daher den Namen hat) und Opopanax (griechisch, aus einem Doldenblütler im Mittelmeergebiet) bekannter, daneben finden noch Elemi, Galbanum und Olibanum Anwendung.

Aus all diesen pflanzlichen und tierischen Ausgangsmaterialien werden durch Extraktion und teilweise Einengen ätherische Öle gewonnen, und zwar verglichen mit der Menge der Ausgangsmaterialien in sehr bescheidener Menge. Um z.B. 1 kg »Neroliöl« aus Bitterorangenblüten zu gewinnen, braucht man 1000 kg dieser extrem leichten, flauschigen Blüten, während für 1 kg Rosenöl 4–5 Tonnen Rosenblütenblätter benötigt werden. Für 1 kg Orangen- oder Mandarinenöl bedarf es der Schalen von 1700 süßen Orangen bzw. 3000 Mandarinen. Dagegen entsteht 1 kg Cardamomenöl aus »nur« 12 kg des sehr teuren indischen Cardamonsamens. Diese Beispiele ließen sich noch beliebig vermehren. Sie zeigen aber, welcher Aufwand betrieben werden muß, um Duftstoffe aus Pflanzen zu gewinnen. Auch bei den tierischen Produkten Ambra, Bibergeil, Moschus und Zibet ist der Aufwand ähnlich groß.

Naturidentische Rohstoffe

Die eben beschriebenen natürlichen Rohstoffe aus dem Pflanzen- und Tierreich sind seit Jahrhunderten bekannt und können heute durch physikalische oder physikalisch-chemische Methoden aus den Ausgangsmaterialien bequem und – je nach technischem Aufwand – auch sehr rein gewonnen werden. Viele Rohstoffe werden allerdings immer spärlicher und damit teurer. Abhilfe bietet die Möglichkeit, die wirksamen Komponenten dieser Naturstoffe zu isolieren, ihre Struktur aufzuklären, und diese Substanzen dann »in vitro« herzustellen, also im Reagenzglas oder in der Retorte des Chemikers. Die Ergebnisse dieser großtechnischen Syntheseprozesse werden als *naturidentische Rohstoffe* bezeichnet; sie können in gleicher Weise eingesetzt werden wie die »natürlichen«, bieten aber Vorteile:

- Sie sind frei von Verunreinigungen, also immer in reiner Form verfügbar.
- Sie sind nicht den Zufälligkeiten klimatischer Einflüsse auf das Ernteergebnis unterworfen und unterliegen so keinen Preisschwankungen (es sei denn denen des Erdöls oder der Steinkohle, die die Grundstoffe für viele Synthesen liefern).

Synthetische Rohstoffe

Die (voll-)synthetischen Rohstoffe werden vollkommen künstlich hergestellt, und zwar so, wie das bei den Pheromonen schon angesprochen wurde: Die leicht erhältlichen (weil voll synthetisierbaren) und damit billigen Ausgangssubstanzen naturidentischer Rohstoffe werden vom Chemiker in kleinsten Schritten chemisch verändert. Das kann dadurch geschehen, daß man Methyl- ($-CH_3$), Hydroxy- (-OH) oder andere chemische Gruppen bzw. sogenannte »Radikale« in bestimmten Positionen ihres chemischen Skeletts anbringt. Man kann auch Doppelbindungen da einführen, wo vorher Einfachbindungen zwischen Kohlenstoffatomen bestanden usw. Die Trickkiste der Chemiker ist auf diesen Gebieten unerschöpflich, doch lassen sich die Veränderungen immer wieder auf wenige Grundreaktionen und -bausteine zurückführen. Die dabei entstehenden, manchmal nur geringfügig, oft aber auch stark veränderten Produkte müssen gereinigt und von Beimengungen befreit werden. Das ist mit modernen chromatographischen und spektroskopischen Methoden gut möglich; von diesen analytischen Methoden sei nur die der Gaschromatographie erwähnt. Bei diesem Verfahren werden Gas- oder vollständig verdampfte Flüssigkeitsgemische in einem »Trägergas« (z.B.

Helium, Stickstoff, Wasserstoff) bei erhöhter Temperatur über eine »Trennkolonne« geleitet, in der die Komponenten des Gemischs unterschiedlich schnell wandern und so eine räumliche Trennung erfahren. Die einzelnen Stoffe kommen als »Peaks« über bestimmte Anzeigesysteme zur Darstellung. Man muß nur einen »sensorischen Katalog« oder »Atlas« erstellt haben, der diesen Peaks die entsprechenden Substanzen zuordnet. Das können ein Dutzend oder vielleicht auch mehrere hundert Verbindungen sein, die außerdem durch Schmeck- und Riechprüfungen hedonisch zugeordnet werden müssen.

So können gewissermaßen Landkarten der Bestandteile chemischer Verbindungen, also auch von Pflanzenextrakten, erstellt werden, die dann beispielsweise bestimmte »Leitgeruchskomponenten« erkennen lassen.

Die Gaschromatographie wird auch bei den Pheromonen und bei der Rebenzüchtung zur Weinanalyse benutzt, wobei insbesondere die letztere interessante, der Parfümherstellung vergleichbare Aspekte ergibt: Da man früher die Güte von Rebsorten buchstäblich erst an ihren Früchten, d.h. am Wein, erkennen konnte, mußte man vom Züchtungsbeginn neuer Rebarten an mindestens drei Jahre warten, bis die ersten Trauben verfügbar und gekeltert waren. Weitere Zeit verging bis zum ersten Probetrunk des daraus gewonnenen Weins. Heute kann man diese lange Zeit großenteils einsparen, wenn man von dem Gedanken ausgeht, daß in den Trauben nur das an Gehaltsstoffen zu finden ist, was vorher durch ihr Wurzel- und Blattwerk in die Rebe aufgenommen wurde. Konnte man früher erst nach drei Jahren feststellen, daß eine Rebe zur Weingewinnung ungeeignet ist, z.B. durch unerträglich bitteren Beigeschmack oder zu scharfes Aroma, dann kann man das jetzt im Gaschromatogramm schon bei ganz jungen Pflanzen feststellen, die noch keine Trauben tragen, und die Gaschromatogramme der aktuellen Rebstöcke daraufhin durchmustern, ob sie Verbindungen mit einem schlechten Beigeschmack enthalten. In diesem Fall lohnt sich eine Weiterverfolgung dieser Rebensorte nicht. Wenn man weiß, daß früher mehrere hundert Rebsorten eben über mehrere Jahre geprüft werden mußten, um ein oder zwei gute, zur Züchtung geeignete Rebsorten zu finden, dann ist erkennbar, wie sehr auf diese Weise Zeit und Geld eingespart werden können (Rapp et al. 1982, 1986).

Wie ein Parfüm entsteht

Nur wenige Parfüms entstehen noch durch rein kreative Arbeit einer »Nase«, d.h. eines großen Parfümeurs, der sich inspirieren läßt durch schöne Erinnerungen, einen Sonnenuntergang am Meer oder den Duft einer blühenden Bergwiese.

Heute ist in der Regel ein Team aus Marketingspezialisten, Chemikern und Parfümeuren an der Entwicklung eines neuen Duftes beteiligt. Am Anfang steht ein »Briefing« des Auftraggebers, oft einer großen Kosmetikfirma, die mit der neuen Duftrichtung eine ganze Kosmetikserie auf den Markt bringen will. Im folgenden Beispiel des Duftstoffherstellers »drom« lautete der Auftrag »Blumige Milde – Pflege – feminin – jugendlich« als die gewünschten Wirkungen des Duftes.

Während beim kreativem Arbeiten anfangs alles offen ist, z.B. auch der finanzielle Einsatz, wird beim Briefing von vornherein festgelegt, was die Angelegenheit kosten darf, welche Test- und Werbemethoden zum Einsatz kommen sollen usw., und erst wenn alle diese Vorgaben in oft sehr umfangreichen Beratungen zuweilen sehr zahlreicher Mitarbeiter festgelegt und abgestimmt sind, kann die eigentliche Arbeit des Parfümeurs beginnen.

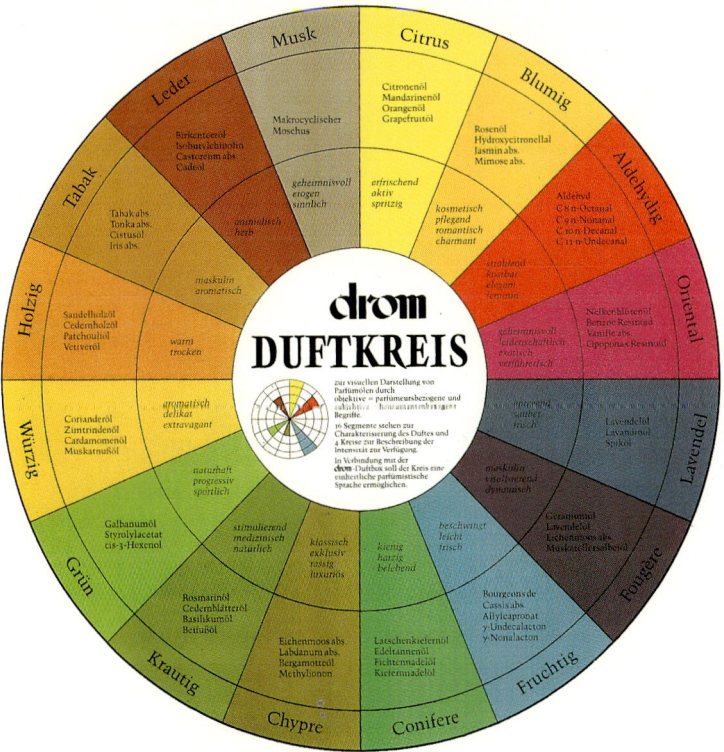

Abb. 29. Duftkreis der Firma drom fragrances international, Baierbrunn. Die 16 Segmente dienen zur Charakterisierung des Duftes, die 4 Kreise zur Beschreibung der Intensität (s. auch Abb. 30a–c). Dazu werden sowohl objektive (2. Kreis von außen) als auch subjektive (3. Kreis von außen) Begriffe angegeben, um eine einheitliche parfümistische Sprache zu ermöglichen.

Er kann sich dazu z.B. des »drom« Duftkreises (Abb. 29) bedienen, der eine visuelle Darstellung der verschiedenen Duftrichtungen erlaubt. Die Abb. 30a–c gibt wieder, wie zunächst eine blumig-sanfte Blütenkombination als Grundlage dient, die aus Rose, Jasmin und Muguet besteht. Dann erhält die Blumenkombination in

151

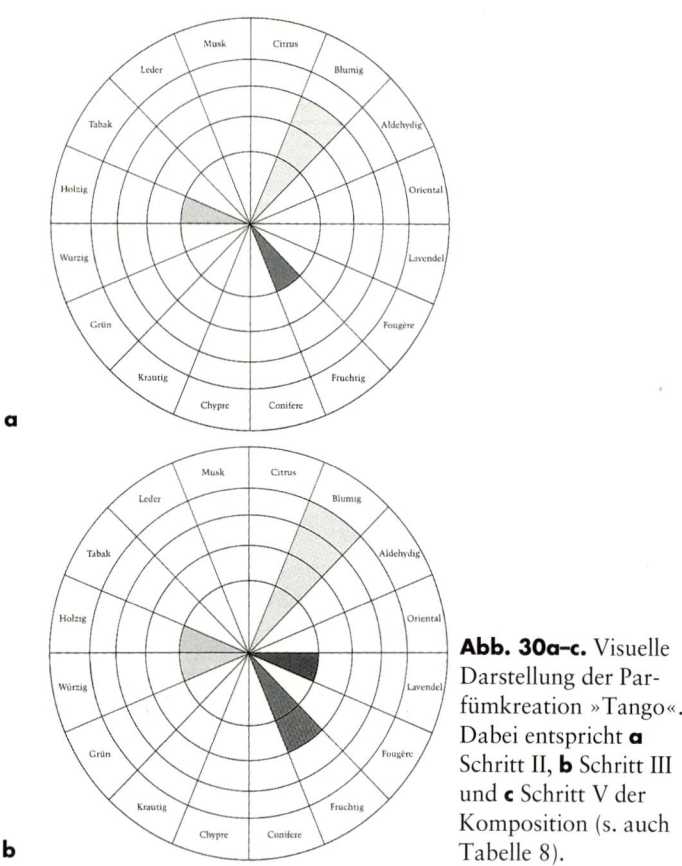

a

b

Abb. 30a–c. Visuelle Darstellung der Parfümkreation »Tango«. Dabei entspricht **a** Schritt II, **b** Schritt III und **c** Schritt V der Komposition (s. auch Tabelle 8).

einem zweiten Arbeitsgang einen »originellen fruchtigen Touch«, indem fruchtig und holzig als Pfirsichblütenkomplex mit einer süßholzigen Duftkomponente zugeführt werden; im »drom« Duftkreis (Abb. 30a) sind nun die drei Richtungen blumig nach rechts oben, holzig nach links und fruchtig nach schräg unten rechts markiert. Die nächsten drei Arbeitsgänge fügen weitere Varianten hinzu und machen die Formulierung dadurch komplexer und länger. Spuren von Basilikum-Coriander-Nelkenblü-

152

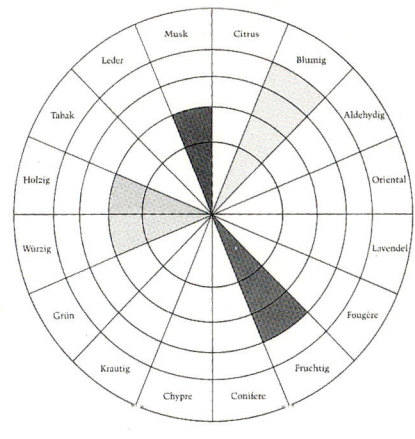

c

ten (würzig nach links) und Lavendel (nach rechts) wür-
zen die Komposition und stimmen sie fein ab. Die Parfümeure sprechen hier davon, daß diese Zugaben eine weiche, würzige Duftnuance formen, die hauptsächlich einen
abrundenden Effekt hat. Für die Kopfnote (s. S. 69), die
hier feminin, weich und mild sein soll, wird die Jasmin-
und fruchtige Nuance verstärkt, das heißt die entsprechenden Keile des Duftkreises werden nach der Periphe-
rie zu verlängert (Abb. 30b). In einem 4. Schritt wird die
fruchtige Note auf den endgültigen Wert verstärkt. Da
die Lavendelspitze dagegen als störend empfunden wird,
wird sie wieder eliminiert, wodurch sich auch im
»drom«-Duftkreis die Fruchtnote verstärkt, und die La-
vendelnote verschwindet. Schließlich wird die »Tango«
genannte Kreation dadurch vollendet, daß die holzige
Sandelholznote verstärkt und eine Moschus- (musk-)
Note hinzugefügt wird (Abb. 30c). Die Schöpfer betonen,
daß mit diesen beiden letzten Komponenten die feminine
weiche Duftnote durch einen kleinen sexy Touch betont
und unterstrichen wird, während der balsamisch-pudrige
Nachgeruch (bei Parfüms auch als Fond oder Haftung

153

Substanzen / Arbeitsschritte:	I.	II.	III.	IV.	V.
Cassie abs.	5	5	10	10	15
Jasmin abs.	25	25	25	20	20
Rose 27355 7560	50	40	35	30	25
Geraniumöl ägypt.	20	15	15	15	15
Methylanthranilat	15	20	25	–	–
Hydroxycitronellal	45	45	45	40	40
Canthoxal JFF	10	20	25	5	5
Noadiolacetat Jasmelia	30	20	20	20	20
	200				
Lyral JFF		90	90	70	70
Vanillin		5	5	5	5
Ethylvanillin		5	2,5	2,5	2,5
Honig 17823, Miel oliffac		5	–	–	–
Undecalacton Ald. C 14		2,5	2,5	2,5	5
Nonalacton C 18		5	5	5	5
Heliotropin		40	40	40	35
γ-Decalacton		5	5	5	5
β-Decalacton		5	2,5	2,5	–
γ-Methyljonon		25	30	40	40
		377,5			
Hedione			90	95	100
Tonka abs. synth.			15	15	10
Acetylcedren Vertofix coeur			80	70	60
Nelkenblütenöl			35	35	30
Eugenol oleus			15	20	30
Basilicumöl Comoren			5	5	10
Corianderöl russ.			25	25	25
Rosenholzöl brasil.			40	45	50
Lavendel abs. farblos			5	–	–
Ylang Ylang Öl Il Nossi Bé			35	35	40
Dimethylbenzylcarbinylbutyrat			10	15	15
			737,5		

Tabelle 8. Fortsetzung.

Substanzen / Arbeitsschritte:	I.	II.	III.	IV.	V.
Schiff'sche Base CHL				70	75
Dimethylbenzyl-carbinylpropionat				10	10
Ambrettolide				2,5	2,5
Methyleugenol				5	5
α-Damascone				1,5	2,5
Methylsalicylat				2,5	5
Allylamylglycolat				2,5	5
Fressiol H + R				5	–
Ginster abs.				5	–
				776,5	
Bencylphenylacetet					5
Sandelholzöl ostind.					20
Vetiveröl Haite'					15
Galaxolide 50					60
Bencylacetat					40
Cetone V Giv.					2,5
cis-3-Hexenylsalicylat					25
Bencylsalicylat					45
Phenylethylalkohol					15
					1000,0

bezeichnet) durch die warmen Holzriechstoffe des Sandelholzöls betont wird.

Man sieht es dieser in Worten gegebenen Beschreibung nicht an, welche Feinarbeit auch in dieser Kreation steckt! Vielleicht wird das etwas deutlicher, wenn man die Rezeptur in Tabelle 8 betrachtet, so daß man vergleichen kann, wie sich in den Schritten 1 bis 5 die Konzentrationen der jeweiligen Elemente verschieben.

Eine weitere Kreationsmöglichkeit ist die *Imitation*. Wenn man glaubt, daß eine Imitation immer etwas Billiges, weil nicht Kreatives sei, dann stimmt das in diesem Falle nicht. Imitationen von Parfüms erfordern viel zeitraubende Arbeit, enorme Konzentration, Geduld und hohen technischen Aufwand. Im Grunde genommen ist der Arbeitsgang vergleichbar dem, was über die gaschromatographische Analyse von Rebstöcken mit dem Ziel der Gewinnung eines guten Weines gesagt wurde. Auch bei der Imitation von Parfüms muß zunächst analysiert werden, damit dann imitiert werden kann.

Allerdings wird die Gaschromatographie nie die geschulte Nase des menschlichen Parfümeurs ersetzen können. So wie wir festgestellt haben, daß viele Lebewesen für bestimmte Einzelsubstanzen hochempfindlich sind, während der Mensch sehr viel höhere Schwellen für fast alle Riech- und Schmeckstoffe aufweist (S. 52 f.), gilt doch auch, daß wohl nur der Mensch in der Lage ist, so vielerlei verschiedene Gerüche zu erkennen und auseinanderzuhalten. Darin übertrifft die menschliche Nase vor allem des geschulten Parfümeurs jedes physikalische oder physikalisch-chemische oder chemische Analyseverfahren! Man kann also sagen, daß häufig erst der imitierende Parfümeur den Ausschlag für das Gelingen einer Imitation zu geben vermag. Allerdings sollen Versuche im Molekularbiologischen Labor von George Dodd an der Universität von Warwick / England nicht unerwähnt bleiben, eine »künstliche Nase« und Computer bei der Schaffung von Parfüms einzusetzen (vgl. auch Horner und Vonach 1995, Tullett 1995.

Häufiger ist schließlich die Parfümerstellung durch *Variation*. Hierbei geht es um die Forderung, einen gewünschten bzw. vorgegebenen Duft preisgünstiger oder mit einer bestimmten Abänderung seiner Hauptcharakteristika anbieten zu können: Ein bestimmtes Parfüm soll z.B. frischer, haftender, blumiger, holziger, krautiger oder würziger oder einfach auch »grüner« sein. Diese Variationen sind vor allem dann nötig, wenn eine größere Anzahl verschiedener Artikel mit der gleichen Duftnote ausgestattet werden soll. Wenn es etwa darum geht, eine ganze Herrenserie mit Preshave- und Aftershave-Lotion, Rasierschaum, Seife und Deodorant mit der gleichen Duftnote zu kreieren, dann ist es häufig nicht möglich, diese ganz verschiedenartigen Zubereitungsformen einfach mit dem gleichen Parfüm zu beschicken. Es müssen vielmehr Variationen erstellt werden, die z.B. für das Material der Seife passen, neben anderen, die für die Pre- und Aftershave-Lotions günstiger sind. Der Grundgeruch aber soll bei allen diesen Elementen der gleiche sein.

Wasser und Seife sind die Grundlage menschlichen Wohlgeruchs

Im Gebiet der alten Bundesrepublik wurden 1991 fast 14 Milliarden Mark für Körperpflegemittel ausgegeben. Manche Kommentatoren bemängelten zu dieser an sich erfreulichen Zahl, daß ein erheblicher Teil dieser Summe auf das »Konto von Designer-Wässerchen und blumig-erotischen Düften« gegangen sei. Während nur 450 Millionen Mark für Seifen und Waschlotionen ausgegeben wurden, flossen allein 1,2 Millarden DM in die Kassen der Damenparfüm-Hersteller. Beklagt wird, daß derzeit die Hälfte aller deutschen Männer morgens nicht duscht! »Bild« will sogar herausgefunden haben, daß ausgerechnet der Umweltminister eines bedeutenden Nordwestdeutschen Bundeslandes nur einmal pro Woche duscht (horribile dictu!), andere beklagen, daß nur jeder zweite deutsche Mann täglich seine Unterhose wechselt.

Es darf also nicht übersehen werden, daß der Mensch natürlich auch ein Quell der Luftverschmutzung sein kann. Schon seit Mitte der 80er Jahre macht sich der dänische Architekt Ole P. Fanger Gedanken darüber, daß

»der Mensch eine wesentliche Quelle der Luftverunreinigung in Wohnungen darstellt«.

Um diese Probleme auch quantitativ zu erfassen begann er nachzudenken und versuchte zu messen. Dazu kreierte er als neue Maßeinheiten »olf« und »dezipol«, wobei die Silben olf für »olfaktorisch« und pol für »olfaktorische Pollution« (also geruchsintensive Luftverunreinigung) stehen. 1 olf ist die »olfaktorische Emission eines Menschen mittlerer Reinlichkeit« (mit einem Hygienestandard von 0,7 Bädern je Tag – als statistischer Durchschnitt). Ein Dezipol ist »die empfundene Luftverunreinigung in einem Raum, der von einem Verschmutzungsverursacher von 1 olf belastet und gleichzeitig mit 10 l/sec sauberer Luft belüftet wird«. Außenluft im Gebirge soll nach Fanger mit 0,01–0,1 decipol belastet sein, in der Stadt mit 0,1–0,5 decipol. Bei den Räumlichkeiten unterscheidet er – wie alle Architekten – a) »gesunde« von b) »kranken Gebäuden«. In a) liegen um 1 decipol oder weniger an, in den »kranken« aber 8 decipol und noch mehr, was bei Bewohnern oder den dort Arbeitenden zum Krankheitsbild des »Sick Building Syndrome« führen können soll, mit Kopfschmerzen, Atem- und Kreislaufstörungen, die seit etwa 1990 zunehmend mit schädlichen Ausdünstungen von Baumaterial (Lacke und Farben, Lösungs- und Holzschutzmittel, Formaldehyd, »Per« usw.) in Verbindung gebracht werden. Fanger unterscheidet demnach »Loolf-« und »Hiolf-Gebäude«: in letzteren tragen Baumaterialien und auch das Lüftungssystem mit einem Mittelwert von 4 olf/m^2 und mehr wesentlich stärker zur Raumbelastung bei als die Raucher, die (in Dänemark) bis zu 60 % der Bürobelegschaft ausmachen sollen, deren Luftverunreinigung aber durch gute Belüftung zu kompensieren sein soll.

Fanger entwickelte daher ein neues »Comfortmodell für Raumluftqualität«. Für den subjektiven und ob-

Tabelle 9. In den Büroräumen von 15 Kopenhagener Bürogebäuden ermittelte und auf die Raumfläche bezogenen olf-Lasten.

Emissionsquelle	olf/m^2
Nutzer (1 Person pro 10 m^2)	
Bioefluenten, »normal«	0,1
Zusatzlast durch	
20 % Raucher	0,1
40 % Raucher	0,2
60 % Raucher	0,3
Materialien und Lüftungssystem	
Mittelwert in den untersuchten Bürogebäuden	0,4
Low-olf-Gebäude	0,1
Gesamtlast in Bürogebäuden	
Mittelwert 40 % Raucher	0,7
Low-olf-Gebäude bei Rauchverbot	0,2

jektiven Komfortzustand gibt er 1,4 dezipol an, und dieser Wert wird erreicht, wenn entsprechend gelüftet wird: stärker bei von Rauchern belasteten Räumen oder schwächer in Räumen, in denen sich nur Nichtraucher als »Bioefluenten« aufhalten. Die Angaben der Belüftungsstromstärke schwanken zwischen 0,4 und 5,0 l/s.m^3 (Liter pro Sekunde und pro Kubikmeter Raumvolumen), doch sind naturgemäß Grenzen dadurch gesetzt, daß allzugroßer Durchzug nicht nur den subjektiven Komfort mindert, sondern auch Krankheiten, v.a. Erkältungen, begünstigt.

Obwohl Fangers Werte und seine Einheiten nicht unumstritten sind und sich vor allem nicht bei allen mit Umweltschutz befaßten Institutionen durchsetzen konnten, ist die Grundaussage richtig und sehr überlegenswert: Luftverunreinigungen müssen an ihrer Quelle bekämpft werden, bei »kranken« Gebäuden durch deren Sanierung, beim Bioefluenten Mensch durch Reinlichkeit. Wenn Fanger auch feststellt, daß die menschlichen

Emmissionen gegenüber denen der Materialien zurücktreten, müssen sie doch möglichst gering gehalten werden. Auf die heute zuweilen nicht mehr lächerliche Frage: Was ist wichtiger, waschen oder Deodorant auflegen, muß die Antwort jedenfalls lauten »Waschen«!. Das gilt auch, wenn besonders Umweltbewußte meinen, mit dem Wasser ausgesprochen sparsam umgehen zu müssen (»Duschen nur einmal pro Woche«, s. S. 157). Die im Schweiß enthaltenen Fettsäuren können auf der Haut oxidativ abgebaut und in »schweißig« riechende Verbindungen übergeführt werden. Durch Waschen werden sie von der Haut entfern, und es entsteht kein Schweißgeruch. Reinlichkeit, die Benutzung von Wasser und Seife sollte also in jedem Falle die Grundlage des menschlichen Wohlgeruchs sein. Deodorants, Lotionen und Parfums können ihn nur unterstützen.

Der Absatz von Deodorantien ist in den letzten Jahren sehr gestiegen. Chemosensorisch kann man das erfreut und bedauernd zugleich zur Kenntnis nehmen: erfreut, weil zwischenmenschliche Friktionen durch belästigende »Bioemissionen« anderer vermieden werden, mit Bedauern, weil chemosensorische Identität dadurch überdeckt wird. Bei der Deodorierung wird jedoch oft des guten zu viel getan. Dies liegt daran, daß man seinen eigenen Geruch überhaupt nicht merkt, weil die starke Habituation und Adaptation des olfaktorischen Systems dies verhindert. Und weil man unsicher ist, ob man einen für andere merkbaren Mißgeruch aussendet oder nicht, wird kräftig gesprüht und gerollt. Um wirklich sicher zu sein, ist eigentlich jeder Mensch auf mindestens einen freundlichen oder noch besser liebevollen Mitmenschen angewiesen, der es wagt, ihm gelegentlich die Meinung in bezug auf seine Geruchsemission zu sagen.

Glossar – Erklärungen der wissenschaftlichen Begriffe

Adaptation nennt man die Empfindlichkeitsanpassung eines Sensors an verschiedene Reizstärken. Obwohl der Reiz kontinuierlich mit konstanter Intensität einwirkt, ändert sich die Empfindung: sie wird schwächer oder verschwindet ganz (vgl. Habituation oder zentrale Adaptation: Geruch eines Zimmers beim Betreten und nach 5–10 min).

Ageusie heißt der völlige Verlust des Geschmackssinns *(partiell* für eine bzw. mehrere oder total für alle Geschmacksqualitäten), vgl. Dysgeusie, Dysosmie.

Aminosäuren sind die Bausteine der Proteine und Peptide, chemisch gekennzeichnet durch die Säuregruppe -COOH und durch die Aminogruppe -NH$_2$ am Molekül. Sie können süß, sauer, bitter, salzig oder »umami« schmecken. Viele Aminosäuren sind besonders interessant für das Studium der Qualitäten süß und bitter! Schon kleinste stereochemische Veränderungen eines Aminosäurenmoleküls können die Qualität umschlagen lassen. Auch Umami (Glutamat) ist das Salz einer Aminosäure. Sein molekularer Primärprozeß an den Geschmacksrezeptoren ähnelt wohl dem für süß, bedarf aber noch weiterer Aufklärung.

Anosmie heißt der völlige Verlust des Geruchssinns (*partiell* für eine bzw. mehrere oder *total* für alle Geruchsqualitäten).

Aroma ist die von Geruch und Geschmack gemeinsam vermittelte Summe ihrer Empfindungen.

Choanen sind die beiden hinteren Öffnungen der Nasenhöhle zum Schlund (Pharynx), über die Speisemoleküle beim Schlucken oder auch schon während des Kauens über den Nasopharynx zu den Riechzellen des »Riechepithels« in der Nasenhöhle gelangen und dort Geruchsempfindungen auslösen. Dieses »choanale Riechen« macht einen wesentlichen Teil dessen aus, was wir als Geschmack einer Speise oder als Aroma eines Weines bezeichnen.

Diffusion Fähigkeit von Gasen oder in Flüssigkeiten gelösten Teilchen höherer Konzentration, sich in ein anderes Medium auszubreiten, in dem geringere Konzentration vorliegt. Der Antrieb dieses Stofftransports erfolgt durch die thermische (»Brown'-sche«) Molekularbewegung bei vorliegender Differenz der Konzentrationen (bzw. des »Partialdrucks« bei Gasen). Vgl. Osmose.

Dysgeusie Verzerrung der Geschmacksempfindung, »Danebenschmecken«.

Dysosmie Verzerrung der Geruchsempfindung, »Danebenriechen«.

Elektrolyte Säuren, Basen (= Laugen) und Salze werden chemisch zur Klasse der Elektrolyte zusammengefaßt. Sie zerfallen in wäßriger Lösung in Ionen (gr. *ion* wandernd, also wanderungsfähige Teilchen mit elektrischer Ladung). Dieser Zerfall wird Elektrolyse oder elektrolytische Dissoziation genannt. Die mit ihren elektrischen Ladungen wandernden Ionen verleihen diesen Lösungen Leitfähigkeit für den elektrischen (Gleich-) Strom. Säuren zerfallen in Protonen (Wasserstoffionen) und Säurerest, Basen in OH⁻-Ionen und Basenrest, und Salze bestehen aus Säurerest + Basenrest. Protonen und Basenrest (= Kationen) tragen positive Ladungen, Säurerest und OH⁻-Ionen (Anionen) sind negativ geladen.

Energieträger sind Nahrungsbestandteile, die im Zellstoffwechsel »verbrannt«, also mit dem Sauerstoff aus der Atmung oxidativ umgesetzt werden. Die Nahrung hat – zusammen mit der Atmung – die stofflichen und energetischen Bedürfnisse des Organismus zu decken. Sie muß dazu in richtiger Zusammensetzung enthalten: Energieträger (Proteine = Eiweiß, Lipide = Fette, Kohlenhydrate = Zucker), Vitamine, Spurenelemente und Elektrolyte sowie Wasser als Lösungsmittel. Das Atemgas O_2 dient der Oxidation des in den Energieträgern enthaltenen Kohlenstoffs, wobei CO_2 und H_2O freiwerden und ATP entsteht. Sie decken so den energetischen Bedarf jeder Zelle.

Epithel ist eine der vier Hauptgewebearten (neben Binde- und Stützgewebe, Muskelgewebe und Nervengewebe). Epithel bedeckt innere und äußere Oberflächen des Organismus (z.B. Darmepithel, Oberflächenepithel der Haut. Das die Blutgefäße innen auskleidende Epithel wird auch Endothel genannt). Je nach Form der Epithelzellen spricht man von Plattenepithel, kubischem oder prismatischem (= Zylinder-) Epithel, das ein- oder mehrschichtig sein kann. Die obersten Lagen geschichteten Plattenepithels können absterben und in Horn (Keratin) umgewandelt werden; eine derartige Hornschicht schützt die äußere Haut.

Erregung ist die durch innere oder äußere Reize bedingte metabolische (Stoffwechsel-) Zustandsänderung einer Zelle oder eines Zellkomplexes; sie ist am besten elektrophysiologisch faßbar in Aktionspotentialen wie etwa Sensor- oder Spikepotentialen.

Flavour geht für den Sensoriker über den Begriff »Aroma« (s. dort) hinaus: es umfaßt neben Geruchs- und Geschmacksempfindungen noch die »haptischen Eindrücke«, also das »Mundgefühl«. Vgl. Haptik.

G-Proteine sind Eiweißstoffe, die Guanosin enthalten. Sie spielen eine wichtige Rolle als zelluläre Signalstoffe für den Informationsaustausch innerhalb einer Zelle oder zwischen mehreren.

Gustatorisch bedeutet den Geschmack betreffend.

Gymnema silvestre wurde 1847 von Falkner erstmals als Schlingpflanze des indischen Dschungels beschrieben. Eingeborene wußten lange, daß nach Kauen ihrer Blätter süße Früchte geschmacklos erscheinen. Aktives Prinzip ist die Gymnemasäure, die vermutlich AH, B-Rezeptoren blockiert.

Habituation ist die Änderung einer sensorischen Empfindung bei kontinuierlich einwirkender konstanter Reizintensität ähnlich der Adaptation. Im Gegensatz dazu greift aber die Habituation nicht am Sensor, sondern an zentralen Schaltstellen (Synapsen) an (zentrale Adaptation).

Halluzination ist eine sensorische Empfindung, die ohne erkennbaren auslösenden Reiz durch »innere« Einwirkungen auf die Sinnesbahn zustandekommt.

Haptik (gr. *haptein* = anfassen) ist die Lehre vom Tastsinn. Lebensmittelsensoriker verstehen unter haptischen Eindrücken die Druck- und Berührungsempfindungen über den Hautsinn (vorwiegend des Mundes), aber auch die Eigenschaften warm, kalt, wäßrig, feucht und trocken. Die Teilchen im Mund werden mit Begriffen wie kreidig, sandig, körnig, klumpig, schwer/leicht und glatt/rauh, weiter auch ölig (wenn das Gefühl eines Fettfilms im Mund vorherrscht) oder voll (Mundfülle verursachend) beschrieben.

Hedonik (gr. *hedoní* = Freude, Lust). Die Psychologie bezeichnet als hedonistische oder Genußtriebe solche, die nur im Lustgewinn begründet sind, den sie ohne biologischen Nutzen erbringen, oder die sogar schädlich für den Organismus sein können. Dazu gehört alles im weitesten Sinne Suchtauslösende, vom Rauchen und Kaffeetrinken bis zum Rauschgift. Hedonische Skalen reichen von maximal lustauslösend bis maximal unlustauslösend.

Hydrophil s. hydrophob.

Hydrophob nennt man chemische Gruppierungen in einem Molekül, die wasserabstoßend wirken (Gegensatz hydrophil = wasseranziehend). Zellmembranen sind z.B. aus Lipiden (= Fettsubstanzen) und Polypeptiden (eiweißartigen Substanzen) so aufgebaut, daß sie außen hydrophob, aber im Inneren hydrophil sind, was die Transportvorgänge durch die Membran beeinflußt.

Hyper-/Hypogeusie Verstärkung/Verminderung des Geschmacksvermögens.

Hyper-/Hyposmie Verstärkung/Verminderung des Geruchsvermögens.

Ionen sind elektrisch geladene Teilchen, die aus Atomen durch Aufnahme oder Abgabe elektronegativer Elektronen entstehen. Sind sie positiv geladen, heißen sie Kationen, weil sie zum Minuspol einer

165

Batterie, der Kathode, wandern. Negativ geladene Teilchen heißen Anionen, da sie zum Pluspol, der Anode, wandern (vgl. Elektrolyte).

Ionenkanäle Für bestimmte Ionen durchgängige »Poren« der Zellmembran.

Lipide nennt man Fette und fettähnliche Substanzen zusammen; letztere heißen auch Lipoide.

Mechanozeption ist die Sinnesmodalität, die für die Verarbeitung mechanischer Reize sorgt und Druck-, Berührungs- und Vibrationsempfindungen auslöst. Mechanozeptive Sensoren findet man nicht nur in der Haut, sondern auch im Inneren des Organismus, wo sie für die Tiefensensibilität zuständig sind. In der Haut wird die Mechanozeption mit Thermo- und Nozizeption zu den drei sog. Hautsinnen zusammengefaßt (vgl. Tab. 1, S. 4 f.).

Membranproteine sind wichtige Bau- und Funktionselemente von Zellmembranen, die aus Lipiden und Polypeptiden (eiweißartigen Substanzen) bzw. Proteinen (Eiweißstoffen) aufgebaut sind. Die Lipide liegen als Doppelschicht innen, die Peptide und Proteine hauptsächlich außen; letztere können die Membran auch durchdringen und Membrankanäle für den Durchtritt von Ionen usw. bilden.

Mikrovilli (lat. *villus* = Zottelhaar), zottenartige Fortsätze an der Zelloberfläche.

Neuron Ein Neuron ist eine Nervenzelle mit allen ihren Fortsätzen; es besteht also aus dem Nervenzellkörper plus in der Regel einem »Achsenzylinder« (= Neurit oder Axon) sowie einem oder vielen »Dendriten« (Abb. 31). Das Axon kann z.T. – bei peripheren Nerven – 100000mal länger sein als der

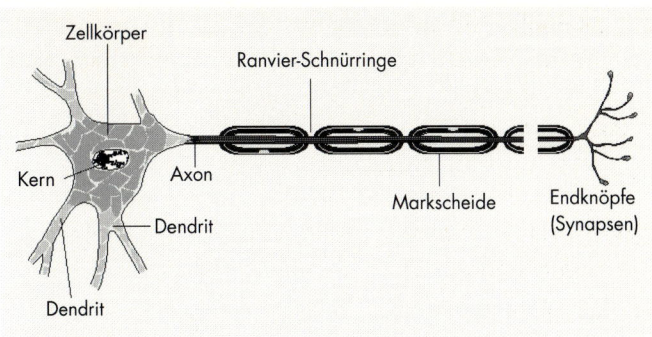

Abb. 31. Neuron (hier eine »multipolare Nervenzelle«) mit Zell-körper, von dem viele Dendriten und ein Neurit (Axon) abgehen. Das Axon besitzt hier eine an ihren Segmentierungen erkenntliche Markscheide, die die Geschwindigkeit der Erregungsleitung stei-gert, und es läuft in drei »Axonkollateralen« aus, die Endverzwei-gungen mit (präsynaptischen) Endknöpfchen zeigen.

Durchmesser des Nervenzellkörpers. Nur auf ihm laufen die Nervenaktionspotentiale.

Nozizeption heißt der Schmerzsinn mit Sensoren in der Haut (vgl. Mechanozeption) und in der Tiefe des Organismus.

Olfaktorisch bedeutet den Geruch betreffend.

Osmose Unter Osmose (von gr. *osmos* Stoß, Schub, nicht zu verwechseln mit *osmé* Geruch, vgl. Anos-mie usw.) versteht die physikalische Chemie den Versuch eines Konzentrationsausgleichs zweier un-terschiedlich konzentrierter Lösungen durch eine semipermeable Membran hindurch: Die Membran ist für das Lösungsmittel, nicht aber für die gelösten Moleküle durchlässig. Daher wandert das Lösungs-mittel vom Ort der geringeren Konzentration zu dem der höheren; es entwickelt dabei osmotischen Druck, der nur von der Zahl der gelösten Teilchen

167

abhängt. Osmosensoren messen diesen osmotischen Druck, und zwar mit verblüffend großer Empfindlichkeit. Sie lassen den Wassergehalt des Organismus, der von 75 % (beim Säugling) bis 67 % (im Greisenalter) variiert, nur um ca. ± 0,22 % schwanken. Größere Abnahme führt zum Durst, Zunahme zur Diurese (Wasserausscheidung über die Niere).

Phantosmie oder **Phantomgeruch** wird eine Geruchshalluzination manchmal genannt, die v.a. vor epileptischen Anfällen auftritt.

Pharynx ist der Schlund oder Rachen. Er liegt hinter der Mund- und Nasenhöhle und wird unterteilt in Naso-, Meso- und Hypopharynx. Letzterer führt in die auch Ösophagus genannte Speiseröhre, und von ihm zweigt die Luftröhre in den Kehlkopf (= Larynx) ab.

Proton (gr. das erste) ist ein elektropositiv geladenes Elementarteilchen, nämlich ein Wasserstoffkern, entstanden durch Abgabe eines (elektronegativen) Elektrons aus einem Wasserstoffatom. Dieses wird dadurch zum Wasserstoffion H^+, wofür Proton ein Synonym ist.

Reiz ist jede Einwirkung physikalischer oder chemischer Art auf eine Zelle, die in dieser eine Erregung aulösen kann.

Reiz, adäquater und **inadäquater** Die für einen Sensor optimal passende Reizart nennt man seinen adäquaten Reiz. Er ist mit der geringstmöglichen Reizintensität effektiv. Sensoren und Sinneskanäle können auch inadäquat zur Erregung gebracht werden! Am bekanntesten sind das »Sternchensehen« nach einem Schlag aufs Auge oder die Hautempfindungen im Bereich des Kleinfingers nach einem Schlag auf den »Musikantenknochen« am Ellbogen; beide sind mechanisch ausgelöst.

Reiz-Erregungs-Transduktion ist die Umwandlung eines von außen oder innen einwirkenden Reizes in eine Nervenerregung (Hauptaufgabe der Sensoren = Rezeptorzellen).

Rezeptorproteine binden »Reiz«-Moleküle an die Zellmembranen von Sensoren. Sie sind oft auch gleichzeitig Kanalproteine, deren Beladung Membrankanäle öffnet und den Durchtritt bestimmter Ionen ermöglicht, wodurch u.a. Sensorpotentiale aufgebaut werden. Die Rezeptorproteine für den Geruch und für bitter und süß beim Geschmack sind »G-Protein-gekoppelte Rezeptoren«, von denen man mittlerweile ca. 35 verschiedene kennt (für die Entdeckung der G-Proteine und deren Bedeutung für die Signalübertragung in Zellen wurden 1994 Alfred G. Gilman und Martin Rodbell aus den USA mit dem Nobelpreis für Physiologie und Medizin ausgezeichnet). Jedes Kanal- bzw. Rezeptorprotein besteht aus etwa 300 Aminosäuren. Die genetisch festgelegten Baupläne für den Einbau dieser Aminosäuren in die verschiedenen Geruchsrezeptorproteine in bestimmter Reihenfolge ähneln einander stark bis auf ein begrenztes Gebiet mit erstaunlich großer Variabilität. Bei diesem könnte es sich um die Bindungsregion für die Duftstoffmoleküle handeln, und die erhebliche Variabilität könnte bedeuten, daß die 7 Primärgerüche doch eine zu starke Vereinfachung darstellen. Wahrscheinlicher ist mit mehreren Tausend Rezeptorproteinen und entsprechend vielen unterscheidbaren Gerüchen zu rechnen.

Rezeptorzelle Sie wurde früher auch einfach als »Rezeptor« bezeichnet. Die Aufklärung molekularbiologischer Strukturen und Zusammenhänge hat diesem Wort eine feinere Bedeutung zugeordnet: Man versteht unter Rezeptor heute diejenigen Moleküle oder Molekülkomplexe, an denen spezifische (= spezielle) »Reiz-«Moleküle gebunden werden, um damit oder danach spezifische Erregungserscheinungen auszulösen. Eine Rezeptorzelle verfügt über derartige chemische Rezeptoren. Zur Vermeidung des langen und umständlichen Wortes »Rezeptorzelle« wurde ca. 1990 »Sensor« eingeführt; dieses Wort bezeichnet schon länger in Chemie, Physik und Technik »künstliche Sinnesorgane«, die etwa als »Rauchmelder« durchaus auch »Riechfunktionen« haben können.

Ruhemembranpotential   siehe Sensorpotential.

Sensor   siehe Rezeptorzelle.

Sensorik   (von lat. *sensus* = Sinn) ist die Wissenschaft vom Einsatz menschlicher Sinnesorgane zu Prüf- und Meßzwecken. Die Lebensmittelsensorik dient hauptsächlich der Beurteilung und Qualitätssicherung menschlicher Nahrung, v.a. bei deren Herstellung in größerem, industriellem Maßstab. Teilzweige der Sensorik sind die psychophysische Gustometrie und Olfaktometrie. Bei diesen handelt es sich um die kontrollierte Darbietung von Geschmackslösungen bzw. Geruchsträgern und die Erfassung der dadurch beim Menschen hervorgerufenen Sinnesempfindungen (vgl. VDI-Richtlinie 3881 für die Olfaktometrie). Der Proband ist dabei als Bestandteil des Meßsystems aufzufassen; seine Aussagen werden vom Versuchsleiter »abgelesen«.

Sensorpotential   ist die reizabhängige Spannungsdifferenz zwischen dem Zellinneren und Zelläußeren eines Sensors. Sie entsteht aus dem Ruhepotential

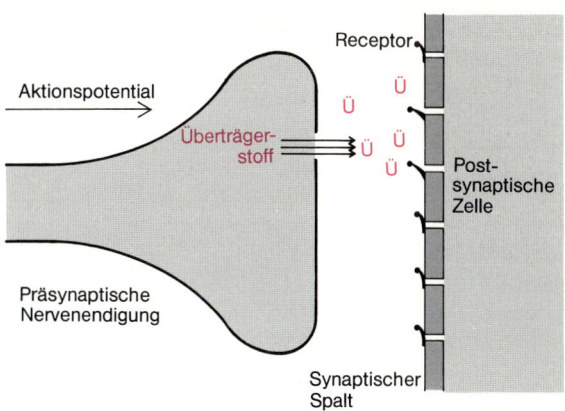

Abb. 32. Schema der synaptischen Übertragung. Das auf dem präsynaptischen Axon *(links)* ankommende Aktionspotential erhöht die Oberflächenspannung der in der Auftreibung, dem präsynaptischen Endknöpfchen, liegenden (präsynaptischen) Vesikel, so daß sie aufplatzen. Ihr Inhalt, bestimmte Neurotransmitter (Überträgerstoffe), kann sich in den »synaptischen« Spalt ergießen, der die präsynaptische Nervenendigung vom postsynaptischen Element (andere Nerven-, Muskel- oder Drüsenzelle) trennt. Der Transmitter durchwandert ihn (per Diffusion) und wird von Rezeptoren an der postsynaptischen Membran gebunden. Diese Bindung ist der von Riech- oder Schmeckstoffen an die entsprechenden Rezeptoren auf den Sensoren vergleichbar: Er führt zur Öffnung von Ionenkanälen in der Membran und erregt so die postsynaptische Zelle.

der Membran unter Reizeinwirkung; ihr Zeitverlauf bildet das Reizgeschehen gewissermaßen ab.

Synapsen geben als Kontakt- oder Schaltstellen Erregungen von einem Sensor zu einer Nervenfaser bzw. von jeweils einem Neuron (= Nervenzelle) zu einem anderen, zu einer Muskelfaser oder zu einer Drüsenzelle weiter. Der synaptische Übertragungsmechanismus ist im allgemeinen chemischer Natur und eine Art Einbahnstraße (Abb. 32): Das präsynaptische Neuron produziert einen Neurotransmit-

ter genannten Überträgerstoff, der vor der Kontakt-
stelle in »präsynaptischen Vesikeln« (= Bläschen)
gesammelt und beim Eintreffen von Nervenakti-
onspotentialen freigesetzt wird. Er gelangt in die
Interstitialflüssigkeit des synaptischen Spalts zwischen prä- und postsynaptischem Element, durchwandert diesen und wird von Rezeptoren auf dem
postsynaptischen Element (Nerv-, Muskel- oder
Drüsenzelle) eingefangen. Bekannte exzitatorische
Transmitter sind Azetylcholin, Noradrenalin, und
Glutamat, inhibitorisch (= hemmend) wirkt z.B.
Glyzin.

Tabu (aus der Sprache der Südseeinsulaner) bedeutet
ursprünglich »Sitz einer furchtbaren Kraft«, dann
»der Gottheit geweiht« und »unverletzlich«. Der
Duden definiert Tabu als ein Verhalten, das »als
unantastbare Selbstverständlichkeit in einer Ge-
meinschaft gilt und diese formt«.

Thermozeption nennt man den Temperatursinn mit
den Empfindungen kalt und warm (vgl. Mechano-
und Nozizeption).

Transmitter ist eine Überträgersubstanz, vgl. Synapse.

Trigeminus (eigentlich Nervus trigeminus) oder »Dril-
lingsnerv« heißt der 5. Hirnnerv, weil er aus den
drei Teilstämmen N. (= Nervus) ophthalmicus (für
die Stirn- und Augenregion), N. maxillaris (für die
Haut im Bereich des Oberkiefers) und N. mandibu-
laris (für die Haut über dem Unterkiefer) besteht.
Er versorgt u.a. die Gesichtshaut in den genannten
Arealen und für die in Tabelle 1 genannten Modalitäten d, e und f sensorisch. Vielen von einer bestimmten Kopfschmerzart Geplagten ist er durch
das Wort »Trigeminusneuralgie« unangenehm bekannt.

Verstärkersystem (-Kaskade) sorgt bei den Sensoren von Geschmack und Geruch dafür, daß mit wenigen Riech- oder Schmeckmolekülen viele Ionenkänäle in den rezeptiven Membranen beeinflußt werden können (vgl. Abb. 11, S. 48). So bindet z.B. ein bestimmter Duftstoff am Rezeptor, der dadurch über ein G-Protein eine Adenylatzyklase (AC) aktiviert. Diese erhöht die cAMP-Konzentration der Zelle (durch Umbildung von ATP = Adenosintriphopat). cAMP kann unmittelbar einen unspezifischen (Kat-)Ionenkanal (IC) in der Membran der Riechzelle öffnen. Strömen durch ihn Kationen mit ihren positiven Ladungen in die Zelle ein, führt dieser Zuwachs an intrazellulärer Positivität zur Zelldepolarisation und damit zum Sensorpotential. »Unspezifischer« Kationenkanal bedeutet, daß im Gegensatz zu den hochselektiven Ionenkanälen, die nur für eine ganz bestimmte Ionenart durchlässig, für alle anderen aber gesperrt sind, daß es hier nur auf die Positivität der Ladungen ankommt: Jede Kationenart wird bei Aktivierung dieses unspezifischen Ionenkanals durchgelassen.

Für die meisten unspezifischen Kationenkanäle gibt es auch einen Sperrmechanismus. Bindungsstellen an der Membran-Innenseite können die wirksamen Ionen »einfangen« und damit die Bindungsmöglichkeiten für cAMP blockieren. Damit ist der ganze Kanal undurchlässig für alle Arten von Kationen geworden.

Zentralnervensystem (ZNS) besteht aus Gehirn und Rückenmark. Das periphere Nervensystem besteht aus den Fortsätzen (Neuriten) von Nervenzellen, die im ZNS liegen oder aus ihm ausgewandert sind.

Ausgewählte Literatur

Nicht jede Detail-Arbeit und nicht jedes wichtige Buch konnten in diese Liste aufgenommen werden. Im Zweifelsfall wurden nicht die zitiert, die ohnehin in allen Büchern stehen, sondern diejenigen, die dem Verfasser wichtig, obgleich weniger bekannt oder schwerer zugänglich erscheinen.

Bücher zur Vertiefung

Adrian ED (1928) The Basis of Sensation: The Action of the Sense Organs. Norton, New York

Agosta WC (1992) Dialog der Düfte – Chemische Kommunikation. Aus dem Englischen übersetzt von K Dettner. Spektrum Akademischer Verlag, Heidelberg, Berlin, Oxford

Amoore JE (1970) Molecular Basis of Odor. CC Thomas, Springfield (Illinois)

Bethe A (1952) Allgemeine Physiologie. Springer, Berlin, Göttingen, Heidelberg.

Berg H (1988) Duftwirkungen auf der Spur. Eine Anthropologische Studie zu Geruchseinflüssen im körperlichen, seelischen und geistigen Bereich. Institut für Heil- und Sonderpädagogik der Justus-Liebig-Universität Gießen (Karl-Glöckner-Straße 21, Gießen)

Bloch I (1967) Odoratus Sexualis – a Scientific and Literary Study of Sexual Scents and Erotic Perfumes. Brandon House, North Hollywood (Calif.)

Brillat-Savarin JA (1962) Physiologie des Geschmacks oder: Betrachtungen über das höhere Tafelvergnügen. Aus dem Französischen übertragen und herausgegeben von HE Rübesamen. W Heyne, München

Brillat-Savarin JA (1962) Physiologie des Geschmacks. Aus dem Französischen übertragen von A. Dünnwald, Einführung von W. Kiaulehn. F Bruckmann, München

Burdach KJ (1988) Geschmack und Geruch – Gustatorische, Olfaktorische und Trigeminale Wahrnehmung. Hans Huber, Bern, Stuttgart, Toronto

Corbin A (1984) Pesthauch und Blütenduft – Eine Geschichte des Geruchs. Wagenbach, Berlin

Doty RL (ed, 1995) Handbook of Olfaction and Gustation. M Dekker, New York, Basel, Hong Kong.

Fliedner I, Wilhelmi F (1993) Grundlagen und Prüfverfahren der Lebensmittelsensorik, 2. Aufl. Behr's, Hamburg

Flitsch W (1994) Wein – Verstehen und genießen. Springer, Berlin, Heidelberg, New York

Fricker A (1984) Lebensmittel – mit allen Sinnen prüfen! Qualität, Aromastoffe, Geschmack, Sensorik. Springer, Berlin, Heidelberg, New York

Getchell TV, Doty RL, Bartoshuk LM, Snow Jr JB (eds, 1991) Smell and Taste in Health and Disease. Raven, New York

Glatzel H (1973) Verhaltensphysiologie der Ernährung. Beschaffung – Brauchtum – Hunger – Appetit. Urban und Schwarzenberg, München, Berlin, Wien

Gniech G (1995) Essen und Psyche. Über Hunger und Sattheit, Genuß und Kultur. Springer, Berlin, Heidelberg, New York

Le Guérer A (1994) Die Macht der Gerüche – Eine Philosophie der Nase. Klett-Cotta (Greif-Buch), Stuttgart

Horn E (1970) Parfum – Zauber und Geheimnis der schönen Düfte. München, Mensch und Arbeit bzw. München, Goldmann

Kawamura Y, Kare MR (eds.) (1987) Umami: A Basic Taste – Physiology, Biochemistry, Nutrition, Food Science. M Dekker, New York, Basel

Keidel WD (1989) Biokybernetik des Menschen. Wiss. Buch Ges. Darmstadt

Krämer D (1992) Neue Therapien mit Bach – Blüten 1. Beziehungen der Blüten zueinander. Innere und äußere Blüten. Auswertung an Hand der Zwölf Schienen, 6. Aufl.. Ansata, Interlaken

175

Krämer D, Wild H (1993) Neue Therapien mit Bach-Blüten 2. Diagnose und Behandlung über die Bach-Blüten Hautzonen. Mit einem topographischen Atlas der Hautzonen, 6. Aufl. Ansata, Interlaken

Logue AW (1995) Die Psychologie des Essens und Trinkens. Aus dem Amerikanischen übersetzt von C Vorwerg, herausgegeben und mit einem Vorwort versehen von V. Pudel. Spektrum Akademischer Verlag, Heidelberg, Berlin, Oxford

Merkel D (1972) Riechstoffe. Akademie-Verlag, Berlin

Moncrieff RW (1967) The Chemical Senses, 3rd ed. L Hill, London

Nagel W (1905) Der Geruchssinn. In: Nagel W (Hrsg.) Handbuch der Physiologie des Menschen. Bd. 3, pp. 589–620. F. Vieweg und Sohn, Braunschweig

Nagel W (1905) Der Geschmackssinn. In: Nagel W (Hrsg.) Hand-buch der Physiologie des Menschen. Bd. 3, pp. 621–646. F Vieweg und Sohn, Braunschweig

Ohloff (1990) Riechstoffe und Geruchssinn – Die molekulare Welt der Düfte. Springer, Berlin, Heidelberg, New York

Roseburg B, Fickentscher R (1977) Klinische Olfaktologie und Gustologie. JA Barth, Leipzig

Schivelbusch W (1983) Das Paradies, der Geschmack und die Vernunft – Ein Geschichte der Genußmittel. Ullstein, Frankfurt/Main, Berlin, Wien

Schwenke W (1985) Ameisen – Der duftgelenkte Staat. Landbuch, Hannover

Sherrington CS (1906) The integrative action of the nervous system. Silliman Memorial Lectures. Yale Univ. Press, New Haven, & Constable, London

von Skramlik E (1926) Handbuch der Physiologie der Niederen Sinne. Bd. 1: Die Physiologie des Geruchs- und Geschmackssinnes. G Thieme, Leipzig

Stoddart DM (1990) The scented ape – The biology and culture of human odour. Cambridge University Press, Cambridge, New York, Port Chester, Melbourne, Sydney

Süskind P (1985) Das Parfum – die Geschichte eines Mörders. Diogenes, Zürich

Takagi SF (1989) Human Olfaction. Tokyo, University of Tokyo Press

Tellenbach H (1968) Geschmack und Atmosphäre – Medien menschlichen Elementarkontaktes. O Müller, Salzburg

Van Toller, S, Dodt GH (eds., 1988) Perfumery – The psychology and biology of fragrance. Chapman and Hall, London, New York

Wundt W (1910) Grundzüge der Physiologischen Psychologie. W Engelmann, Leipzig

▨ Einzelarbeiten

Allison T, Goff WR (1967) Human cerebral evoked responses to odorous stimuli. Electroenceph clin Neurophysiol 23, 558-560

Atema J (1971) The Structures and Functions of the Sense of Taste in the Cadfish (ictalurus natalis). Brain, Behav Evol 4, 273-294

Bär A, Biermann C (1992) Intake of intense sweeteners in Germany. Z Ernährungswiss 31, 25–39

Bartoshuk LM, Gent JF (1985) Taste Mixtures: an Analysis of Synthesis. In Pfaff DW (ed) Taste, Olfaction, and the Central Nervous System. Rockefeller Univ Press, New York, pp 210–232

Beauchamp GK, Yamazaki K, Bard J, Boyse EA (1988) Preweaning experience in the control of mating preferences by genes in the major histocompatibility complex of the mouse. Behav Gen 18, 537–547

Beebe–Center JG (1949) Standards for use of the gust scale. J Psychol 28, 411–419

Beidler LM, Nejad MS, Smallman RL, Tateda H (1960) Rat taste cell proliferation. Fed Proc 19, 302 (Abstr)

Beidler LM, Smallman RL (1965) Renewal of cells within taste buds. J Cell Biol 27, 263–272

Beidler LM (1984) A Personalized History of Taste Biophysics. In Dawson WW, Enoch JM (eds) Foundations of Sensory Science 1, pp 351–381

Bernhardt SJ, Naim M, Zehavi U, Lindemann B (1995) Taste Transduction: Two signal passways are involved in the sweet response. Pflügers Archiv – Europ J Physiol 429, Suppl R160

Bestmann HJ (1984) Synthese und Wirkungsweise von Pheromonen. Verhandl Dtsch Natforsch & Ärzte 113, 301–316

Boeckh J, Kaissling KE, Schneider D (1965) Insect Olfactory Receptors. Cold Sprin Harbor Symp Quant Biol 30, 263–280

Breer H, Boekhoff I (1992) Second messenger signalling in olfaction. Curr Opinion in Neurobiol 2, 439–443

Breer H, Boekhoff I, Tareilus E (1990) Rapid kinetics of second messenger formation in olfactory transduction. Nature 344, 65–68

Butenand A (1954) Über Wirkstoffe des Insektenreiches. I. Zur hormonalen Regulation der Metamorphose. Naturwiss Rundschau 7, (355–358). II. Zur Kenntnis der Sexual-Lockstoffe. Naturwiss Rundschau 8, 457–464

Cain WS, Gent JF (1991) Olfactory sensitivity: Reliability, generality and association with aging. J exp Psychol – Human Percept Perform 17, 382–391

Caprio J (1978) Olfaction and Taste in the Channel Catfish: an Electrophysiological Study of the Responses to Amino Acids and Derivatives. J comp Physiol /A/ 123, 357–371

Dravnieks A (1982) Odor Quality: Semantically Generated Multidimensional Profiles are Stable. Science 218, 799–801

Dravnieks A (1983) Odor Character Profiling. J Air Poll Con-trol Ass 33, 775–778

Dravnieks A, Masurat T, Lamm RA (1984) Hedonics of Odor and Odor Descriptors. J Air Poll Control Ass 34, 752–755

Dravnieks A, O'Neill HJ (1979) Annoyance Potentials of Air Pollution odors. Am Ind Hyg Assoc J 40, 85–95

drom, Baierbrunn (1990) Duft-Seminar. drom (Dr. O. Martens Nachf. Oberdiller Straße 18, Postfach 1141, Baierbrunn b. München

Eggert F, Luszyk D, Westphal E, Müller-Ruchholtz W, Ferstl R (1990) Vom Gen zum Geruch zum Verhalten – Über immunogenetische Grundlagen der chemosensorischen Identität und ihre psychobiologischen Effekte. TW Neurol Psychiatr 4, 889–892

Eggert F, Uharek L, Müller-Ruchholtz W, Ferstl R (1993) The Hematopoetic System Influences Odor Specifity in Mice and Rats. Neuropsychbiol 27, 108–111

Engen T (1982) The Perception of Odors. Academic Press, New York

Engen T, McBurney DH (1964) Magnitude and Category Scales of the Pleasantness of odors. J exp Psychol 62, 435–439

Engen T, Ross BM (1973) Longterm memory of odors with and with out verbal descriptions. J exp Psychol 100, 221–227

Erlanger J, Gasser HS (1937) Electrical Sign of Nervous Activity. Univ Pensylvania Press, Philadelphia

Fanger OP (1990) Ein neues Komfortmodell für Raumluftqualität. Klima – Kälte – Heizung 7–8/1990, 315–317

Fanger PO (1988) Olf und decipol – Die neuen Meßmethoden für empfundene Luftverschmutzung. Gesundheits-Ing Haustechnik Bauphysik Umwelttechnik 109 (Heft 5), 216–219

Fanger PO, Lauridsen J, Bluyssen P, Clausen G (1988) Air Pollution Sources in Offices and Assembly Halls, Quantified by the olf Unit. Energy & Buildings 12, 7–19

Farbman, AI (1965) Fine structure of the taste bud. J ultrastruct Res 12, 328–350

Faurion A (1987) Physiology of the Sweet Taste. In: Progress in Sensory Physiology 8, pp 130–201. Springer, Berlin, Heidelberg, New York

Ferstl R, Eggert F (1991) Psychoneuroimmunologie – ein neues Forschungsfeld als Grundlage der Psychosomatik? In Hellhammer DH, Ehlert U (Hrsg) Verhaltensmedizin: Ergebnisse und Anwendung, pp 75–84. Hans Huber, Bern, Stuttgart, Toronto

Ferstl R, Eggert F (1992) Entstehung und Wahrnehmung individualspezifischer Körpergerüche: Ein neues Feld der klinisch-psychologischen Forschung. In: Fiegenbaum W, Margraf J, Florin I, Ehlers A (Hrsg) Zukunftsperspektiven der Klinischen Psychologie, pp 229–246. Springer, Berlin, Heidelberg, New York

Ferstl R, Müller-Ruchholtz W (1987) Psychoneuroimmunologie – Ihre Forschungsgebiete und ihre konzeptionellen Probleme. Z klin Psychol 16, 199–204

Ferstl R, Welzel C, Florian M, Blank M, Müller-Ruchholtz W (1988) Ist das Knochenmark der einzige Ursprung körpereigener Duftkomponenten? Ein Beitrag zur Immunpsychologie. Z exp angew Psychol 35, 201–217

Fox AL (1932) The relationship between chemical constitution and taste. Genetics 18, 115–120

Gilbertson TA (1993) The physiology of vertebrate taste reception. Curr Opinion in Neurobiol 3, 532–539

Glaser D (1994) Distribution of Thaumatin Tasters. In: Witty M, Higginbotham JD (eds) Thaumatin, pp 183–191. CRC Press, Boca Raton/Florida, Ann Arbor/Michigan, London, Tokyo

Glaser D, Etzweiler F, Graf R, Neuner-Jehle N, Calame J-P, Mueller PM (1995) The first Odor threshold measurement in a non-human primate (Cebuella pygmaea; Callitrichidae) with a computerized olfactometer

Handwerker HO (1993) Allgemeine Sinnesphysiologie. In Schmidt RF (Hrsg) Neuro- und Sinnesphysiologie, pp 201–220

Handwerker HO (1995) Allgemeine Sinnesphysiologie. In: Schmidt RF, Thews G (Hrsg) Physiologie des Menschen. 26. Aufl, pp 195–215

Hangartner M, Both R, Frechen F-B et al. (1995) Charakterisierung von Geruchsbelästigung. Teil 3: Nationale Regelungen: Lösungsansätze und vorhandene Wissenslücken. Staub – Reinhaltung der Luft 55, 153–157

Hatt H (1993) Geruch. In Schmidt RF (Hrsg) Neuro- und Sinnesphysiologie, pp 357–368

Hatt H (1995) Geschmack und Geruch. In Schmidt RF, Thews G (Hrsg) Physiologie des Menschen. 26. Aufl, pp 316–327

Hellekant G, van der Wel H (1989) Taste Modifiers and Sweet Proteins. In: Cagan R (ed) Neural Mechanisms of Taste, pp 85–96. CRC Press, Boca Raton/Florida, Ann Arbor/Michigan, London, Tokyo

Henkin RI, Christiansen RL (1967) Taste localization on the tongue, palate, and pharynx of normal man. J appl Physiol 22, 316–320

Hettinger TP, Frank ME (1992) Information processing in mammalian gustatory system. Curr Opinion in Neurobiol 2, 469–478

Hoppe K (1991) Neue Vergleichstabellen zur Süßintensität von 16 Süßungsmitteln. Lebensmittelindustrie 38, 13–14

Horner G, Vonach B (1995) Ein intelligentes Sensorsystem erkennt Gerüche. LaborPraxis (Vogel Verlag Würzburg) 19, Heft 4, 28–30

Hosoya Y, Yoshida H (1937) Über die bioelektrischen Erscheinungen und der Riechschleimhaut. Jap J med Sci, III. Biophys 5, 22–23

Hudson R, Distel H (1983) Nipple Location by Newborn Rabbits: Behavioural Evidence for Pheromonal Guidance. Behav 85, 260–275

Hudson R, Distel H (1984) A Nipple-Search Pheromone in Rabbits: Dependence on Season and Reproductive State. J physiol 155, 13–17

180

Hudson R, Distel H (1987) Regional Autonomy in the Peripheral Processing of Odor Signals in Newborn Rabbits. Brain Res 421, 85–94

Hummel T, Barz S, Kobal G (1995) Age-related changes in the perception of olfactory and trigeminal stimuli. Pflügers Archiv – Europ J Physiol 429, Suppl R47

Jellinek JS, Köster EP (1979 & 1983) Perceived fragrance complexity and its relation to familiarity and pleasantness I & II. J Soc cosmet Chem 30, 253–262 & 34, 83–97

Kaissling KE (1987) R.H. Wright Lectures on Insect Olfaction (K Colbow, ed). Simon Fraser Univ. Burnaby B.C., Canada

Kaissling KE, Priesner E (1970) Die Riechschwelle des Seidenspinners. Naturwiss 57, 23–28

Kaissling KE, Renner N (1968). Antennale Rezeptoren für Queen substance und Sterzelduft bei der Honigbiene. Z vergl Physiol 59, 357–361

Keidel WD, Spreng M (1965) Neurophysiological evidence for the STEVENS power function in man. J acoust Soc Amer 38, 191–195

Kobal G, Plattig K-H (1978) Methodische Anmerkungen zur Gewinnung olfaktorischer EEG-Antworten des wachen Menschen (objektive Olfaktometrie). Z EEG-EMG 9, 135–145

Köster EP, Jellinek JS, Verhelst ND, Mojet J, Linschoten MRI (1986) Odorants related to human body odor. J Soc Cosmet Chem 37, 409–428

Kurihara K, Beidler LM (1969) Mechanism of the action of taste-modifying protein. Nature, Lond. 222, 1176–1179

Laska M, Hudson R (1991) A comparison of the detection threshold of odour mixtures and their components. Chem Senses 16, 651–662

Lewis DR (1948) Psychological scales of taste. J Psychol 26, 437–446

Luszyk D, Eggert F, Uharek L, Müller-Ruchholtz W, Ferstl R (1992) The influence of the hematopoetic system on the production of MHC-related odors in mice. In: Doty RL, Müller-Schwarze D (eds) Chemical Signals in Vertebrates 6, pp 225–228. Plenum Press, New York, London

Merkel J (1888–1894) Die Abhängigkeit zwischen Reiz und Empfindung. Wundts philosoph Stud 4, 541–594, 5, 499–557, 10, 141–159, 203–248, 369–392, 507–522

Miller Jr IJ (1986) Variation in Human Fungiform Taste Bud Densities Among Regions and Subjects. Anat Rec 216, 474–482

Miller Jr IJ, Reedy Jr FE (1990) Quantification of fungiform papillae and taste pores in living human subjects. Chem Senses 15, 281–294

Murphy C, Cain WS (1980) Taste and Olfaction: Independence vs Interaction. Physiol Behav 24, 601–605

Nishijo H, Ono T, Norgren R (1991) Parabrachial Gustatory Neural Responses to Monosodium Glutamate Ingested by Awake Rats. Physiol Behav 49, 965–971

Oberthür R (1990) Ein logarithmischer Maßstab mit dB-Einheiten zur Darstellung des Geruchsstoffpegels. Staub – Reinhaltung der Luft 50, 175–183

Öhrwall H (1901) Die Modalitäts- und Qualitätsbegriffe in der Sinnesphysiologie und deren Bedeutung. Skand Arch Physiol 11, 245–272

Ottoson D (1971) The electro-olfactogram. In: Beidler LM (ed) Handbook of Sensory Physiology. IV/1 Chemical Senses, Olfaction, pp 95–131. Springer, Berlin, Heidelberg, New York

Paduch M, Both R, Frechen F-B, Hangartner M, Medrow W, Plattig K-H, Punter PH, Winneke G (1995) Charakterisierung von Geruchsbelästigung. Teil 1: Beschreibung der Geruchsparameter. Staub – Reinhaltung der Luft 55, 41–44

Pangborn RM (1959) Influence of hunger on sweetness preferences and taste thresholds. Am J clin Nutr 7, 280–287

Persaud K, Dodd GH (1982) Analysis of discrimination mechanisms in the mammalian olfactory system using a model nose. Nature, Lond. 299, 352–355

Peryam DR, Pilgrim FJ (1957) Hedonic scale method of measuring food preferences. Food Technol 9, 9–14

Plattig K-H (1969) Über den elektrischen Geschmack. Reizstärkeabhängige evozierte Hirnpotentiale nach elektrischer Reizung der Zunge des Menschen. Z Biol 116, 161–211

Plattig K-H (1989) Electrophysiology of Taste and Smell. Clin Physics Physiol Meas 10, 91–126

Plattig K-H (1994) Geschmack und Geruch. In: Deetjen P, Speckmann EJ (Hrsg.) Lehrbuch der Physiologie. Urban und Schwarzenberg, München, Wien, Baltimore (2. Aufl)

Plattig K-H, Kobal G (1979) Spatial and temporal distribution of olfactory evoked potentials and techniques involved in their measurement. In: Lehmann D, Callaway E (eds) Human Evoked Potentials. Applications and Problems. NATO Conference Series III: Human Factors, Vol. 9, pp. 285–301. Plenum Press, New York, London

Renquist Y (1919) Über den Geschmack. Skand Arch Physiol 38, 97–201

Rapp A, Knipser W, Hastrich H, Engel L (1982) Possibilities of characterizing wine quality and vine varieties by means of capillary chromatography. Symp Proceed, Univ Calif, Davis, 304–316

Rapp A, Mandery H (1986) New Progress in vine and wine research – Wine aroma. Experientia, Basel 42, 873–884

Rudin O, Stauffer E, Cramer Y, Krämer M (1989) Glutaminsäure-Gruppenintoxikation. Sogenanntes China-Restaurant-Syndrom. Beitr gerichtl Med 47, 69–71

Sato M, Ogawa H, Yamashita S (1994) Gustatory responsiveness of chorda tympani fibers in the cynomolgus monkey. Chem Senses 19, 381–400

Sato T, Miyamoto T, Okada Y (1994) Comparison of Gustatory Transduction Mechanisms in Vertebrate Taste Cells. Zoolog. Sci. 11, 767–780

Sato T, Miyamoto T, Okada Y (1994) Receptor Potential of the Frog Taste Cell in Response to Bitter Stimuli. Physiol. & Behav. 56, 1133–1139

Schneider D (1954) Industrie – Elektronik 5, 3–19

Schiffmann SS, Leffingwell JC (1981) Perception of odors of simple pyrazines by young and elderly subjects: A multidimensional analysis. Pharmacol Biochem Behav 14, 787–798

Schiffmann SS, Lockhead E, Maes FW (1983) Amiloride reduces the Taste Intensity of Na^+ and Li^+ Salts and Sweeteners. Proc nat Acad Sci USA 80, 6136–6140

Schneider D (1957) Elektrophysiologische Untersuchungen von Chemo- und Mechanorezeptoren der Antenne des Seidenspinners Bombyx mori L. Z vergl Physiol 40, 8–41

Schneider D (1984) Insect Olfaction – Our Research Endeavour. In: Dawson WW, Enoch JM (eds) Foundation of Sensory Science 1, pp 381–418

Shallenberger RS, Acree TE (1971) Chemical structure of compounds and their sweet and bitter taste. In: Beidler LM (ed) Handbook of Sensory Physiology. IV/2 Chemical Senses,

Taste, pp 221–235. Springer, Berlin, Heidelberg, New York

Shepherd GM (1972) Synaptic organization of the mammalian ol-factory bulb. Physiol Rev 52, 864–917

von Skramlik E (1948) Über die zur minimalen Erregung des menschlichen Geruchs- und Geschmackssines notwendigen Molekülmengen. Pflügers Arch ges Physiol 249, 702–716

Slotnick BM, Smith Born W (1978) Transfer of a sex odor discrimination by rats. Physiol Behav 23, 589–591

Smith K, Thompson GF, Koster HD (1969) Sweat in Schizophrenic Patients. Identification of the Odoous Substance. Science 166, 398–399

Sobottka B, Eggert F, Ferstl R, Müller-Ruchholtz W (1989) Veränderte chemosensorische Identität nach experimenteller Knochenmarkstransplantation: Erkennung durch eine andere Spezies. Z exp angew Psychol 36, 654–664

Solomon R (1980) The opponent-process theory of acquired motivation. Am Psychol 35, 691–712

Steiner JE (1974) Innate discriminative human facial expressions to taste and smell stimulation. Ann New York Acad Sci 237, 229–233

Steiner JE (1987) What the Neonate Can Tell Us About Umami. In Kawamura Y, Kare MR (eds.) Umami: A Basic Taste – Physiology, Biochemistry, Nutrition, Food Science, pp 97–123. M Dekker, New York, Basel

Takagi FS (1990) Elektrophysiologie des olfaktorischen Systems. (Vortrag am 10.09.1982) Sitzungber Physik-med Soz Erlangen 2/4, 49–66

Tepper BJ, Mattes RD, Farkas BK (1991) Learned Flavor Cues Influence Food Intake in Humans. J sens Studies 6, 89–100

Thomas KJ, Dominic CJ (1989) Failure of familiar males to prevent alien male-induced implantation block (the Bruce-effect) in laboratory mice. Indian J exp Biol 27, 996–997

Thumfart W, Plattig K-H, Schlicht N (1980) Geruchs- und Geschmacksschwellen älterer Menschen. Z Gerontol 13, 158–188

Tisserand M (1985) Aromatherapy for Women. Thorsons, London

Tisserand RB (1977, 1985) The Art of Aromatherapy. CW Daniel London

Tisserand R (1988) Aromatherapy for erveryone. Penguin Books, London

Tomita H, Ikeda M, Okuda Y (1986) Basis and practice of clinical taste examinations. Auris, Nasus, Larynx (Tokyo) 13 (Suppl I), S1–S15

Tomita H (Ed 1990) Trace Elements in Clinical Medicine – Proc 2nd Meeting Int Soc Trace Elements Research in Humans 1989, Tokyo. Springer, Tokyo, Berlin, Heidelberg, New York

Tonoike M, Kurioka Y (1982) Precise measurements of human olfactory evoked potentials for odorant stimuli synchronized with respiration. Bull electrotech Lab 46, 622–633

Tullett C (1995) Olfaktroskopie. Die instrumentelle Charakterisierung von Aromen. LaborPraxis (Vogel Verlag Würzburg) 19, Heft 3, 34–37

VDI 3881 Blatt 1–4 (1986–1989) Olfaktometrie. Berlin, Beuth

Wandhöfer A, Kobal G, Plattig K-H (1976) Latenzverkürzung menschlicher auditorisch evozierter Hirnpotentiale bei transzendentaler Meditation. Z EEG-EMG 7, 99–1O3

Winneke G, Berresheim H-W, Kotalik J, Kabat A (1988) Vergleichende olfaktometrische Untersuchungen zu Formaldehyd und Schwefelwasserstoff. Staub – Reinhaltung der Luft 48, 319–324

Winneke G, Both R, Frechen F-B, Hangartner M, Medrow W, Paduch M, Plattig K-H, Punter PH (1995) Charakterisierung von Geruchsbelästigung. Teil 2: Verknüpfung von ausgesuchten Geruchsparametern im Hinblick auf die Belästigungsrelevanz. Staub – Reinhaltung der Luft 55, 113–118

Yamazaki K, Beauchamp GK, Egorov IK, Bard J, Thomas L, Boyse EA (1983) Sensory distinction between H-2^b and H-2^{bml} mutant mice. Proc nat Acad Sci USA 80, 5685–5688

Yamazaki K, Beauchamp GK, Thomas L, Boyse EA (1985) The hemato poietic system is a source of odorants that distinguish major histocompatibility types. J exp Med 162, 1377–1380

Zufall F, Hatt H, Firestein S (1993) Rapid application and re-newal of second messengers to cyclic nucleotide-gated channels from olfactory epithelium. Proc natl Acad Sci USA 90, 9335–9340

Abbildungsnachweis

Abb. 4, 8, 10, 11a,b   Schmidt RF (1993) Neuro- und Sinnesphysiologie. Springer, Berlin, Heidelberg, New York

Abb. 5   Rohen JW (1994) Funktionelle Anatomie des Nervensystems, 5. Aufl. Schattauer Verlag, Stuttgart,

Abb. 9, 19, 21, 32   Schmidt RF, Thews G (Hrsg.) (1993) Physiologie des Menschen, 25. Aufl. Springer, Berlin, Heidelberg, New York

Abb. 13   Studio Pierer GmbH, Hamburg

Abb. 14   Gniech G (1995) Essen und Psyche. Über Hunger und Sattheit, Genuß und Kultur. Springer, Berlin, Heidelberg, New York

Abb. 16   Deinhard & Co., Koblenz

Abb. 20   Rein H, Schneider M (1971) Einführung in die Physiologie des Menschen, 16. Aufl. Springer, Berlin, Heidelberg, New York

Abb. 23, 25   Schneider D (1984) Insect Olfaction – Our Research Endeavour. In: Dawson WW, Enoch JM (eds.) (1984) Foundation of Sensory Science. Springer, Berlin, Heidelberg, New York

Abb. 24   Kaissling KE, Priesner E (1970) Die Riechschwelle des Seidenspinners. Naturwissenschaften 57, 23–28

Abb. 26, 29, 30   drom, fragrances international, Baierbrunn

Abb. 27   Nach: Beidler LM (ed.) (1971) Handbook of Sensory Physiology, vol. IV. Chemical Senses 2. Springer, Berlin, Heidelberg, New York

Abb. 31   Larsen R (1994) Anästhesie und Intensivmedizin. Für Schwestern und Pfleger. Springer, Berlin, Heidelberg, New York

Autorenfoto   G. Glasow

Sachverzeichnis

188

194

200

204